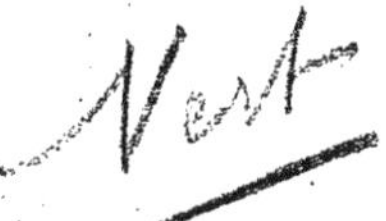

LES
BIENFAITS DE LA SYMPHYSÉOTOMIE

PAR

Le Dr Pierre FARABEUF
Ancien externe des hôpitaux et de la Clinique Baudelocque

PARIS
G. STEINHEIL, ÉDITEUR
2, RUE CASIMIR-DELAVIGNE, 2

1893

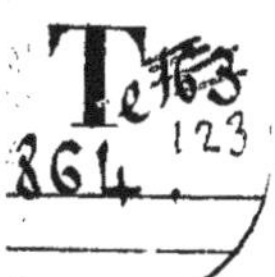

LES

BIENFAITS DE LA SYMPHYSÉOTOMIE

IMPRIMERIE LEMALE ET Cie, HAVRE

LES

BIENFAITS DE LA SYMPHYSÉOTOMIE

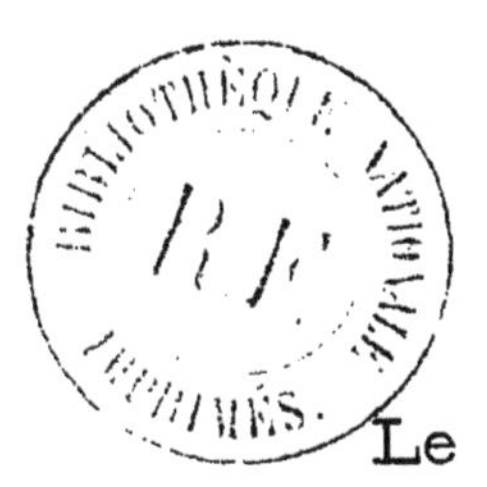

PAR

Le Dr Pierre FARABEUF

Ancien externe des hôpitaux et de la Clinique Baudelocque

PARIS

G. STEINHEIL, ÉDITEUR

2, RUE CASIMIR-DELAVIGNE, 2

1893

LES

BIENFAITS DE LA SYMPHYSÉOTOMIE

Externe à la Clinique Baudelocque, depuis la fin de 1891 jusqu'au début de 1893, j'y ai été témoin de la renaissance de la symphyséotomie. L'histoire de cette renaissance est faite (1) et je n'ai pas l'intention d'y revenir. Ce que je désire mettre en lumière, c'est la révolution qui, à côté de la symphyséotomie et par elle, s'est accomplie en quelques mois, dans le service de mon maître M. Pinard, dans le traitement des viciations pelviennes (2).

Je diviserai ce travail en deux parties :

Dans la première, j'exposerai quelle était la conduite tenue dans les cas de viciation pelvienne avant le mois de janvier 1892, et les résultats qu'on obtenait.

Dans la seconde, j'exposerai quelle a été la conduite

(1) *Ann. de Gynécologie*, nos de janvier, février, décembre 1892, avril 1893.

(2) Je le dis une fois pour toutes : il ne sera question dans ce travail que des viciations pelviennes courantes, c'est-à-dire des bassins ayant 70 millim. et au-dessus dans leur plus petit diamètre. Les bassins ayant moins de 70 millim. sont à ce point exceptionnels qu'en 10 ans, à Lariboisière et à Baudelocque, M. Pinard n'en a vu que 3.

tenue depuis janvier 1892, et les résultats qu'elle a donnés.

De la comparaison de ces deux séries ressortiront nettement ce que j'appellerai les bienfaits de la symphyséotomie, qui sont ou seront à bref délai :

1° L'abandon de l'accouchement prématuré provoqué ;

2° L'abandon de l'application du forceps actuel au détroit supérieur et de la version dans les bassins viciés ;

3° L'abandon de l'embryotomie sur l'enfant vivant et de l'opération césarienne à indication relative.

Et comme conséquences :

La réduction du nombre des interventions ; la multiplication des accouchements spontanés dans les bassins viciés ; la *réduction considérable de la mortalité fœtale* par la nouvelle méthode, *sans risques plus grands pour les mères.*

PREMIÈRE PARTIE

Conduite tenue dans les cas de viciation pelvienne, de 1882 à 1892, et résultats obtenus.

Le traitement des viciations du pelvis comprenait :
L'accouchement prématuré provoqué ;
L'application de forceps au détroit supérieur ;
La version pelvienne par manœuvres internes ;
L'embryotomie sur l'enfant vivant ;
L'opération césarienne.

Quelles étaient les indications de ces différentes interventions ?

A. — Femmes à bassins viciés reconnus au cours de la grossesse.

ACCOUCHEMENT PRÉMATURÉ ARTIFICIEL

De 1883 à 1886, dans le service de Lariboisière, on s'est comporté exclusivement d'après les indications classiques, depuis la thèse de concours de Paul Dubois, et dont voici le résumé, exposé par M. Pinard dans une leçon sur l'accouchement provoqué, publiée en 1891 dans les *Annales de Gynécologie* (1) :

(1) *Ann. de Gynéc.*, t. XXXV, p. 1 à 16 et 81 à 112.

« S'appuyant sur la moyenne des dimensions de la tête fœtale à terme, P. Dubois établit que, chez toute femme ayant un diamètre promonto-pubien minimum ou diamètre utile (il n'employait pas ces termes, mais peu importe) de 9 centim. au moins, il était inutile de provoquer l'accouchement, à moins que des accouchements antérieurs ne soient venus démontrer que des fœtus n'avaient pu traverser cette filière pelvienne par suite du développement et de l'ossification trop prononcée de leur tête. On sait, en effet, que le diamètre bipariétal mesure en moyenne de 90 à 95 millim. chez un enfant à terme. Or, comptant sur la réductibilité qui résulte de l'élasticité et de la mobilité des os du crâne, on admet, et avec raison, que le plus souvent un enfant à terme et de volume normal peut traverser sans dommage pour lui, soit spontanément, soit artificiellement, un bassin dont le détroit supérieur mesure encore au moins 9 centim. C'est donc, suivant les auteurs, au-dessous de 90 millim. qu'on doit *surtout* intervenir, et cela est vrai.

« Eh bien, voyons maintenant comment classiquement on doit agir en face de bassins ayant moins de 9 centim.

« Sachant que dans des bassins viciés régulièrement, si je puis m'exprimer ainsi, par le rachitisme, c'est-à-dire étant aplatis d'avant en arrière, le maximum du rétrécissement porte sur les diamètres antéro-postérieurs et en particulier sur le diamètre antéro-postérieur du détroit supérieur; admettant d'autre part que c'est le diamètre transverse ou bipariétal qui se met en rapport avec le diamètre antéro-postérieur du bassin pour traverser la filière pelvienne, les accoucheurs ont cherché à connaître les dimensions du diamètre bipariétal aux différents âges de la vie intra-utérine.

« Or des mensurations nombreuses et suffisamment concordantes ont établi que le diamètre bipariétal mesure en moyenne :

à 8 mois,	8 centimètres
à 7 »	7 »
à 6 »	6 »

« Donc la conclusion était facile à tirer et elle le fut.

« On a dit : chez une femme ayant un diamètre promonto-pubien,

de 85 à 90,	il faut provoquer	l'accouchement	à 8 mois 1/2 ;
de 80	»	»	à 8 mois ;
de 75	»	»	à 7 mois 1/2 ;
de 70	»	»	à 7 mois ;

« C'est là la limite minima, car l'interruption de la grossesse doit avoir lieu seulement à une époque où la viabilité du fœtus est assurée ; avant ce moment, ce ne serait plus un accouchement, mais bien un avortement qui serait provoqué.

« En disant viabilité assurée, je n'entends point qu'on confonde ces termes avec viabilité légale, qui commence à la fin du 6e mois. Car l'aptitude à vivre de la vie extra-utérine, bien qu'aidée puissamment à l'heure actuelle par de nouveaux moyens mis récemment à notre disposition, et en particulier par les couveuses et le gavage, n'est qu'exceptionnelle avant le 7e mois, révolu. On peut élever des enfants nés à la fin du 6e mois ; M. Tarnier en a donné la preuve ainsi que plusieurs accoucheurs ; moi-même j'ai vu dans mon service quatre enfants, nés avant le 7e mois vivre et se développer, grâce aux soins dont ils furent entourés, comme des enfants venus à terme. Mais, je le répète, ces cas sont exceptionnels et, en provoquant l'expulsion du produit de conception avant le 7e mois, il faut bien qu'on sache qu'on provoquera bien plus souvent un avortement qu'un accouchement. »

Au cours de ces 3 années (1883 à 1886), M. Pinard eut à constater trop souvent les aléas de cette méthode classique (1) qu'il chercha à perfectionner par l'emploi du palper mensurateur (depuis 1886).

Voici les raisons qui l'ont poussé dans cette voie :

« Avec les notions classiques, vous vous croyez bien forts et vous partez, non pas en guerre, mais faire de la pratique.

« Vous rencontrez chez votre première cliente, qui se dit enceinte de plus de 7 mois, une excavation vide. Vous rappelant ce que nous vous avons enseigné, vous recherchez la cause de cette absence d'accommodation pelvienne.

« Vous pratiquez le toucher explorateur et vous rencontrez la face antérieure du sacrum. Le diagnostic est fait, il y a un rétrécissement du bassin.

« C'est très bien d'avoir fait ce diagnostic, d'avoir mis cette

(1) Voyez in *Annales de Gynécol.*, février 91, p. 82 et suiv., la *statistique des accouchements provoqués par* M. PINARD, en 1883, 1884, 1885.

étiquette, *rétrécissement du bassin,* mais cela ne suffit pas et ne doit pas vous suffire.

« Il faut évaluer mathématiquement le degré du rétrécissement; il faut chercher à connaître l'étendue du diamètre promonto-pubien minimum.

« Vous savez que ce diamètre n'est pas directement mensurable sur la femme vivante. Vous savez de plus que le temps des pelvimètres internes, externes, mixtes et universels est passé ; vous vous rappelez qu'on vous a dit et prouvé que le moins mauvais instrument à employer est dans la main : indicateur seul ou indicateur et médius réunis. Alors vous allez avec un seul doigt (l'indicateur) si le rétrécissement est considérable, avec deux doigts (l'indicateur et le médius réunis) si le rétrécissement n'est pas très accusé, introduits dans le vagin, à la recherche de l'angle sacro-vertébral. Connaissant et éprouvant les sensations qui vous permettront d'affirmer que l'extrémité de votre index ou de votre médius est bien en rapport avec le promontoire, vous relevez le bord radial de votre index pour le mettre en rapport avec le bord inférieur de la symphyse et, marquant le point de contact exact de ce bord sur votre doigt, vous n'aurez plus qu'à mesurer la distance qui sépare ce point de l'extrémité du doigt qui était en contact avec l'angle sacro-vertébral, pour connaître l'étendue du diamètre promonto-sous-pubien. Mais ce n'est point ce diamètre qu'il faut connaître exactement, c'est le diamètre promonto-pubien minimum, c'est le diamètre utile. Et pour obtenir ce dernier, vous êtes obligés de faire une soustraction, car vous n'ignorez pas que le diamètre promonto-sous-pubien est plus grand que le diamètre utile.

« Votre embarras commence, car, imprégnés de vos auteurs, vous vous demandez combien il vous faut retrancher du diamètre promonto-sous-pubien pour avoir l'étendue exacte du diamètre promonto-pubien minimum.

« Devez-vous retrancher 1 centim., 1 centim. 1/2, 2 centim., 2 centim. 1/2 ? Ces différentes soustractions ont été conseillées par des accoucheurs de la plus haute autorité.

« Et moi, qui me suis particulièrement occupé de cette question, qui ai mesuré tous les bassins viciés contenus dans les collections et musées de Paris, *je ne puis vous répondre avec certitude ou plutôt avec précision.*

« En effet, j'ai constaté que la différence entre ces deux diamètres pouvait n'être que de quelques millimètres parfois, tandis que dans d'autres cas elle dépasse 2 centimètres. J'ai cherché quelles étaient les causes qui font varier le rapport entre ces deux diamètres ; j'ai bien trouvé que ces causes résidaient dans la hauteur de la symphyse, dans son épaisseur, dans son inclinaison ; depuis la publication de ma thèse inaugurale, j'ai vu maintes fois que l'inclinaison du plan du détroit supérieur jouait également un grand rôle et que, plus l'angle sacro-vertébral était élevé par rapport à la symphyse, plus la différence était grande entre les deux diamètres ; *mais est-il facile sur la femme vivante de connaître, d'évaluer, d'apprécier toutes ces conditions, toutes ces manières d'être ? Je n'ai pas besoin d'insister pour vous faire comprendre la difficulté, pour ne pas dire l'impossibilité, de formuler une mesure exacte. Et le plus souvent on prend une moyenne et on retranche 1 centim. 1/2.*

« Je suppose qu'imbus des données classiques ou généralement établies, vous ayez trouvé chez votre cliente un diamètre promonto-sous-pubien de 10 centim. ; vous allez alors retrancher 1 centim. 1/2 et vous en concluez que le diamètre promonto-pubien minimum ne mesure que 8 centim. 1/2.

« D'où la nécessité de provoquer l'accouchement.

« Avec un bassin de 8 centim. 1/2, direz-vous, il faut provoquer l'accouchement à 8 mois 1/2.

« Vous chercherez alors à établir le diagnostic exact de l'âge de la grossesse, et vous allez vous heurter à une nouvelle difficulté. En effet, bien que vous soyez exactement renseignés sur la dernière apparition des règles, pouvez-vous savoir avec précision quand a eu lieu la fécondation ?

« La conception s'est-elle produite aussitôt après les dernières règles ou plus ou moins longtemps après ? Ne voyez-vous pas à chaque instant des femmes qui viennent accoucher ici, et qui n'ont pas eu leurs règles depuis près de dix mois ?

« *Nouvelle incertitude*, qui pourra avoir des conséquences graves, et vous vous demanderez avec inquiétude, sinon avec angoisse, si vous n'allez pas intervenir ou trop tôt ou trop tard.

« Vous voyez combien la pratique s'éloigne de la théorie, combien la précision presque mathématique est nécessaire, combien elle est difficile, sinon *impossible* à obtenir.

« Et encore n'ai-je point parlé des différences considérables qui peuvent exister et qui existent dans le volume et le degré d'ossifications de la tête des fœtus à terme. *Le volume de la tête ? Nouvelle inconnue.*

« Vous ne vous étonnerez donc point que nombre d'interruptions de la grossesse aient été produites ou trop tôt ou trop tard.

« C'est après avoir eu à lutter avec ces difficultés que j'ai cherché si l'on ne pouvait arriver à quelque chose de plus précis et je crois aujourd'hui, plus fermement que jamais, que le palper peut nous rendre les plus grands services dans ces circonstances.

« Ce n'est plus le palper explorateur qu'il faut pratiquer, mais le palper mensurateur. Vous me voyez tous les jours le mettre en œuvre devant vous, je ne vous le décrirai donc pas avec détails (1). Je me contenterai de vous rappeler qu'il faut ramener la tête au-dessus de l'aire du détroit supérieur quand elle ne s'y trouve pas spontanément, puis la fixer à ce niveau en la prenant de haut en bas à travers la paroi abdominale, en même temps qu'on la redresse, c'est-à-dire qu'on cherche à la faire se présenter d'aplomb. Il suffit alors de constater si la tête pressée contre le promontoire déborde ou non la symphyse.

« Par ce moyen vous avez du premier coup, en même temps, le rapport qui existe entre la tête du fœtus et les dimensions antéro-postérieures du bassin.

« Vous pouvez même, dans quelques cas, lorsque la paroi abdominale n'est ni trop épaisse ni trop tendue, apprécier la résistance des os du crâne et la réductibilité plus ou moins grande qu'offrira la tête. Ce procédé est simple, beaucoup plus facile pour l'accoucheur que le toucher mensurateur, beaucoup moins pénible pour la femme. Je n'ai point la prétention d'affirmer que ce procédé de crâniométrie intra-utérine peut permettre d'évaluer exactement en centimètres les dimensions de la tête fœtale, mais j'affirme que c'est un procédé d'examen comparatif excellent et presque toujours suffisant dans la pratique.

« Ce serait bien beau de connaître mathématiquement le degré du rétrécissement de chaque bassin, mais ce ne serait pas encore l'idéal. Il resterait à connaître les dimensions de la tête fœtale.

(1) Voyez *Traité du palper abdominal*, 2e édition, p. 202 à 222. Paris, 1889.

« Avec le palper mensurateur, l'on ne connaît aucune dimension, l'on ne constate qu'un rapport : celui qui existe entre le volume de la tête et le diamètre antéro-postérieur du détroit supérieur et, en somme, c'est là le point capital.

« Ou je me trompe fort ou ce nouveau procédé, déjà conseillé par Muller, est appelé à rendre de très grands services, dans tous les cas où se pose l'indication de l'accouchement provoqué pour un rétrécissement du bassin.

« Dans tous les cas, depuis quelques années, tout en faisant appel au diagnostic de l'âge de la grossesse, tout en pratiquant avec grand soin le toucher mensurateur et le toucher explorateur, car le palper mensurateur ne renseigne que sur le détroit supérieur et nullement sur l'état des autres segments du bassin, mes déterminations ont toujours été prises d'après les données fournies par le palper mensurateur.

« Il est bien entendu que d'autres procédés sont nécessaires quand on se trouve en face de bassins asymétriques ou dont le maximum de rétrécissement n'est plus au niveau du diamètre antéro-postérieur du détroit supérieur.

« Dans ces derniers cas, vous le savez, c'est le toucher manuel pratiqué pendant l'anesthésie qui peut seul nous donner des renseignements aussi exacts que possible. »

Comme on en peut juger par l'exposé qui précède, véritable acte d'accusation contre l'accouchement prématuré provoqué, on recourait à cette opération sans données positives, au jugé, au hasard, faute de pouvoir faire mieux. Et comme on redoutait les difficultés de l'accouchement à terme, on en était arrivé à provoquer 4 accouchements prématurés inutiles pour 1 nécessaire. L'expérience acquise depuis qu'on a renoncé à cette pratique, a montré que ces interruptions inutiles de la grossesse n'avaient même pas l'excuse d'être sans danger pour le fœtus (voyez plus loin les observations de la *Série B*, p. 101 à 116).

B. — **Femmes à bassins viciés reconnus au cours du travail.**

1. — Forceps au détroit supérieur rétréci

Qu'on eût provoqué l'accouchement, ou qu'on se trouvât en présence d'une femme en travail spontané à terme ou près du terme, lorsque la tête (qu'on s'efforçait toujours de présenter première au détroit rétréci) ne s'engageait pas spontanément, on tentait de terminer l'accouchement par une application du forceps de Tarnier.

A cette application de forceps au détroit supérieur présidaient les règles suivantes, exposées par L.-H. Farabeuf et Varnier d'après la pratique de M. Pinard, mais avec des remarques personnelles aux auteurs (1) :

« Lorsque le détroit supérieur du bassin est, fait assez commun, rétréci dans son diamètre antéro-postérieur, promonto-pubien intérieur minimum, la tête fœtale se présentant la première ne s'engage pas, ne pénètre pas dans l'excavation pelvienne pendant les derniers temps de la grossesse, comme elle le fait à l'état normal, à la fin du septième mois chez les primipares, dans le courant du huitième mois chez les multipares.

L'accommodation pelvienne, comme on dit, ne se produit ou ne tend à se produire que pendant le travail ; encore faut-il, pour qu'elle aboutisse, qu'il n'existe pas de disproportion trop considérable entre les dimensions de la tête et celles de l'entrée du bassin.

Au moment du travail, si les contractions utérines sont impuissantes à forcer la pénétration de la tête dans le bassin, dont l'entrée est ordinairement la partie la plus étroite, l'art doit intervenir. En nous appuyant sur les statistiques de la Maternité de Lariboisière et de la Clinique Baudelocque, nous pensons que, dans ces conditions, le forceps bien appliqué conserve à l'enfant plus de chances de survie que la version.

(1) *Introduction à l'étude clinique et à la pratique des accouchements*, p. 436 à 442. Paris, 1891.

Nous citons ce passage en entier, parce qu'il renferme la première attaque dirigée contre l'emploi du forceps actuel au détroit supérieur rétréci.

Nécessairement, avant de rechercher comment il faut appliquer et utiliser l'instrument, nous devons d'abord étudier l'attitude de la tête à saisir, ses rapports avec l'anneau pelvien rétréci, et le mécanisme par lequel elle le traverse lorsque l'accouchement arrive à se terminer spontanément.

La tête fœtale retenue au détroit supérieur moyennement rétréci y est en position transversale, l'occiput regardant directement à gauche ou directement à droite, un pariétal en avant, l'autre en arrière.

Elle est ordinairement peu fléchie : le doigt explorateur touche presque aussi aisément la fontanelle frontale que la fontanelle occipitale.

En raison de l'attitude normale de l'utérus, qui est beaucoup moins oblique que l'axe du détroit supérieur, l'axe de la tête ne correspond pas à l'axe de ce détroit. Cette tête asynclitique, en position transversale, tombe (la femme étant debout) presque d'aplomb sur le dessus du pubis, quoiqu'elle touche en arrière le promontoire ; de telle sorte que la suture sagittale ou interpariétale, transversalement dirigée, se trouve presque immédiatement derrière l'arc antérieur du bassin. Le pariétal antérieur surplombe et déborde la symphyse ; il est inaccessible au toucher dans sa plus grande partie ; au contraire, le pariétal postérieur, occupant presque à lui seul toute l'aire du détroit supérieur, se laisse atteindre le premier et explorer dans toute son étendue jusqu'au pavillon de l'oreille situé à six ou sept centimètres du sinciput, à peu près à la hauteur du promontoire (fig. 353, tête grise, p. 17).

La tête se présente donc deux fois mal, par les côtés et non fléchie.

Lorsque les contractions utérines, que pour le moment nous supposerons efficaces, poussent le fœtus, on voit la présentation du pariétal postérieur s'accentuer d'abord, parce que la tête, jusque-là mobile, se fixe sur l'entrée du bassin en amorçant son engagement.

Peu à peu la flexion de la tête s'opère. Examinons-en les effets : elle rejette l'oreille du côté de l'occiput, relève la tempe et l'amène, cette région préauriculaire déprimée et dépressible, au droit du promontoire, là même où étaient l'oreille, le temporal et le pariétal relativement saillants et résistants. En même temps, les bosses pariétales s'avancent du côté où était le front, franchissent la ligne médiane et s'arrêtent un peu au delà (voy. fig. 354, p. 18).

Cette flexion s'accompagne peut-être d'une petite modification de l'orientation initiale de l'occiput qui, au lieu de rester transversale pure, deviendrait légèrement antérieure.

En résumé, la tempe postérieure est sur la ligne médiane postérieure, appliquée au côté du promontoire, tandis que la bosse pariétale antérieure avoisine la ligne médiane antérieure, et saille au-dessus du pubis.

Quant à la bosse pariétale postérieure, il y a longtemps qu'elle est engagée, qu'elle est plus basse que le promontoire et qu'on la sent en arrière, à *distance* de la concavité sacrée. Si elle était rapprochée de cette concavité, la suture sagittale s'éloignerait de l'arc pelvien antérieur, le pariétal antérieur s'engagerait et bientôt sa bosse seule résisterait sur et derrière le pubis.

Les contractions utérines déterminent peu à peu ces changements d'inclinaison de la tête et forcent l'axe de l'ovoïde céphalique, qui d'abord était si loin de concorder avec l'axe de l'excavation, à diminuer sa divergence, à se rappocher de ce qu'on appelle le *synclitisme*. Ainsi agit, dans les expériences sur le mannequin, la pression du doigt s'exerçant sur le pariétal antérieur, ou celle du levier de la figure 353.

L'engagement ainsi mis en voie s'achève par le même mécanisme. Le diamètre céphalique qui souffre va du versant occipital de la bosse pariétale antérieure peu réductible et proéminente, à la tempe postérieure qui se laisse déprimer par le promontoire. A mesure que cette dépression s'opère, la bosse pariétale descend et s'engage : alors la tête est enclavée, comme disaient nos vrais maitres Smellie, Levret, Baudelocque; elle semble ne pouvoir ni descendre ni remonter.

Brusquement, la bosse pariétale antérieure ayant franchi le détroit, la tête tombe sur le plancher de l'excavation. Ainsi une tête ayant un diamètre bipariétal de 9 centim. 1/2 peut franchir un diamètre promonto-pubien de 8 centim. et peut-être moindre encore (1).

(1) Ce passage est le résumé de recherches anatomiques, expérimentales et cliniques qui ont abouti à la démonstration de ce que L.-H. Farabeuf avait conclu de ses expériences cadavériques et que, par déférence pour les maîtres de l'obstétrique, il n'avait donné que comme hypothèse anatomique. Ce mécanisme, tout à fait contraire à celui qu'on enseignait alors, fut formulé et figuré en 1886 par L.-H. Farabeuf dans son cours public à la Faculté de médecine (décembre 1886). A cette époque, la présentation du pariétal postérieur (Hinterscheitelbeinstellung des auteurs allemands), ci-dessus décrite comme *la règle*, était considérée par tous les accoucheurs comme *exceptionnelle* dans les bassins viciés (voir Pinard et Varnier. *Etudes d'anat. obstétr.*, Paris, 1892, p. 63, note 1).

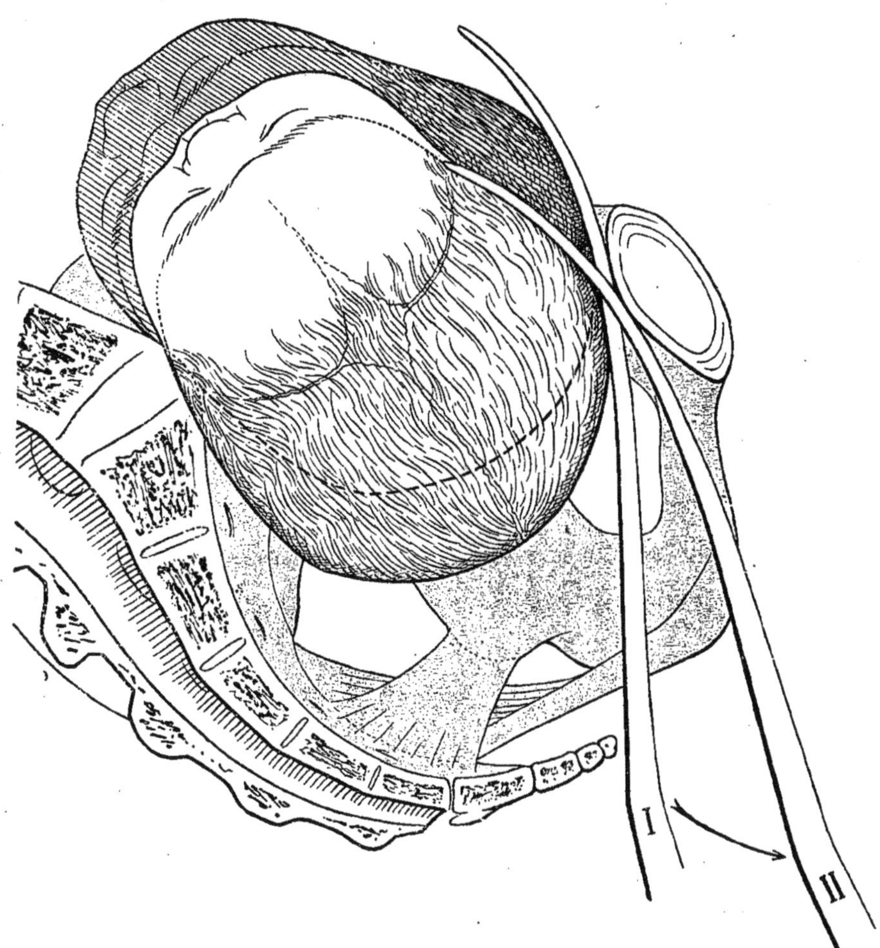

Fig. 353 de L.-H. Farabeuf et Varnier. — Sommet au détroit supérieur, flexion supposée faite position O.G.T. — Tête grise, attitude initiale : pariétal antérieur surplombant le pubis, embrassé par une cuillère de forceps (levier) dont le manche I est fortement rejeté sur le coccyx. — Tête blanche, attitude acquise par la traction et le transport, suivant la flèche, du manche I en II : l'engagement est produit grâce à la dépressibilité de la tempe postérieure.

Lorsque les contractions utérines sont impuissantes à produire ce mécanisme, le forceps doit les suppléer.

Qu'a-t-il à faire ? Comment le peut-il faire ?

1° La tête est *mal inclinée*. Il faudrait que l'instrument pût y

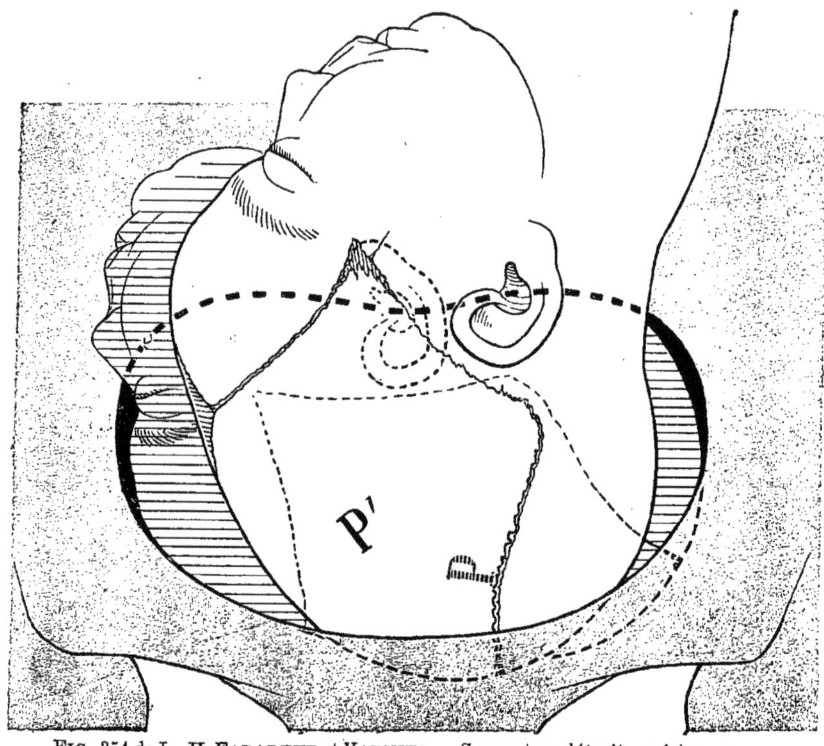

Fig. 354 de L.-H. Farabeuf et Varnier. — Sommet au détroit supérieur en pos. O.G.T. — Tête grise non fléchie ; tête blanche fléchie. Par la flexion, la bosse pariétale est venue de P en P', se rapprochant du côté correspondant au front ; au contraire, l'oreille (pointillée) s'est portée du côté occupé par l'occiput. Le résultat est la mise en rapport de la tempe *dépressible*, du ptéryon, avec le promontoire grassement pointillé.

remédier en repoussant en arrière le pôle descendant jusqu'à ce que le centre de ce pôle correspondît à peu près à l'axe pelvien : c'est besogne de levier (fig. 353) plutôt que de forceps.

Mais chaque branche isolée du forceps n'est-elle pas un levier ? Et si l'on obtient de la souplesse du périnée et du coccyx la possibilité d'amener, d'insinuer une cuillère devant la tête, entre elle et les pubis, la branche qui porte cette cuillère ne sera-t-elle pas un levier puissant pour, avec son point d'appui rétro-pubien, chasser la tête en arrière et la réduire même, par compression, devant le promontoire ? Nous en reparlerons.

2° La tête est *insuffisamment fléchie*. Par conséquent la prise pariéto-malaire, la seule solide et bonne puisqu'il va falloir tirer ferme, est impossible si la main guide, en pénétrant, ne commence par produire la flexion, ou si le forceps n'est appliqué d'abord en arrière des oreilles, pour déterminer la flexion, avant de faire sa prise régulière et définitive.

Nous avons montré dans le chapitre précédent (p. 284 et suiv., fig. 239 et suiv.), que les prises occipito-frontales directes ou obliques n'étaient propres qu'à détruire ou empêcher la flexion de la tête.

Déjà nous avons usé du forceps, appliqué derrière les oreilles d'une tête en attitude indifférente pour la fléchir, tout en sachant que l'instrument déraperait bientôt. Comme la menace de glissement ne se produit que lorsque la flexion est déjà notable, nous savons, au premier éveil, desserrer l'instrument, le désarticuler et l'enlever pour en replacer les cuillères l'une après l'autre, en les appprochant de la prise idéale. On arrive ainsi, dût-on s'y reprendre à plusieurs fois, à réaliser la prise pariéto-malaire.

Il est évident qu'en saisissant la tête par les côtés, on lui laisse, surtout si l'on desserre l'instrument de temps en temps, une certaine liberté, analogue à celle d'une poulie dans sa chape, de se fléchir sous l'action des poussées utérines et même des tractions, sans échapper aux cuillères de l'instrument. Il faut penser le contraire des prises ocipito-frontales directes et obliques.

3° La tête est *trop épaisse* pour passer. Donc l'action réductrice de l'instrument devra s'exercer dans le sens bipariétal et travailler pour le diamètre promonto-pubien rétréci. On obtient un résultat opposé par les prises occipito-frontales, c'est-à-dire en mettant une cuillère à gauche de la mère et l'autre à droite.

Nous pensons que personne ne fera d'objection à ce que nous venons de dire et que tout le monde conviendra que l'idéal est de placer, relativement au pelvis maternel, une cuillère en arrière et l'autre en avant. Il est certain que le placement de celle-ci est un peu difficile.

Mais ne suffit-il pas qu'il soit possible, pour trancher la question en faveur de la prise bipariétale, puisque cette prise est, dans l'immense majorité des cas, la seule efficace?

Smellie et Baudelocque, deux grands noms, n'enseignèrent pas autre chose ; cependant Deleurye, l'apôtre de l'application facile mais inefficace, l'emporta.

Ceux qui placent encore les cuillères de chaque côté de la mère, comment saisissent-ils la tête quand ils arrivent à la saisir solidement? Par le front et l'occiput? Non.

Soit que les deux cuillères se diagonalisent malgré l'accoucheur, faute de trouver place aux extrémités du diamètre pelvien transverse obstrué par l'occipito-frontal, soit que, régulièrement placées de chaque côté du pelvis maternel, elles diagonalisent la tête au début de leur pression, toujours est-il que l'examen des empreintes a montré à Ramsbotham et à Simpson que l'application du forceps au détroit supérieur aboutissait presque toujours à une prise oblique. Dès lors, la prise oblique voulue devait avoir des partisans, car l'introduction des cuillères est encore assez facile.

Voulez-vous la juger? Expérimentez sur le mannequin, en opérant à la manière de ses anciens partisans, avec le forceps de Levret. Placez la tête en position *transversale* occipito-gauche, et saisissez-la de manière que la concavité du forceps regarde également à gauche mais aussi en avant vers l'éminence iléo-pectinée: cuillère postérieure derrière l'oreille gauche du fœtus, cuillère antérieure sur la bosse frontale et l'apophyse orbitaire externe droite du fœtus. Cette cuillère-ci n'est pas assez en avant relativement à la mère pour modifier l'inclinaison vicieuse de la tête; elle est assez frontale pour empêcher la flexion utile; toutes les deux vont réduire inutilement le diamètre céphalique oblique saisi et augmenter l'autre malencontreusement.

Si vous tirez sur le forceps, vous sentez que sa concavité pelvienne tend à se porter en avant, et si elle y arrive, obligeant la tête à se diagonaliser, qu'offrez-vous au grand diamètre pelvien ou transverse? Le diamètre céphalique réduit par les cuillères ! Qu'offrez-vous au diamètre promonto-pubien rétréci? Le diamètre céphalique agrandi, puisqu'il est perpendiculaire à celui que pressent les cuillères ! Avec des tractions violentes, il arrive quelquefois que la tête s'engage après que le frontal postérieur s'est laissé défoncer par le promontoire (1).

Après ces explications, personne ne s'étonnera plus que tan d'accoucheurs de ce siècle aient cru devoir préférer la version podalique au forceps, lorsque la tête tendait à s'engager dans un détroit supérieur jugé, quoique rétréci, capable de la laisser passer. Mais la version est beaucoup plus périlleuse pour l'enfant que le forceps bien appliqué.

Depuis 1883, M. Pinard a réussi à démontrer à ses élèves et à ses maîtres que la prise régulière de la tête au détroit supérieur, celle qui place chaque cuillère sur le méridien pariéto-malaire, l'une devant le promontoire, l'autre derrière la symphyse, était possible.

Son expérience la lui a montrée moins dangereuse et plus efficace.

....

....

....

Quand le forceps est appliqué, articulé, il a modifié l'inclinaison de la tête, malheureusement d'une manière imparfaite, ses manches étant empêchés, par le périnée, de se porter suffisamment en arrière. C'est donc l'action de la commissure vulvaire sur l'instrument qui empêche la tête de se porter autant qu'il serait nécessaire dans la concavité sacrée. Il faudrait, pour bien tirer, et avant de bien tirer, pouvoir fendre le périnée antérieur et postérieur jusqu'à la pointe sacrée afin de loger le forceps au côté du coccyx ! c'est dire qu'il faut tirer le plus en arrière possible, en employant, pour refouler le périnée en arrière, toute la force compatible avec la conservation de son intégrité. De cette façon l'on fait pour le mieux, l'on permet à la tête tout ce qu'on peut lui permettre, pour qu'elle s'engage en se rapprochant du mécanisme de son engagement normal spontané. Ainsi s'expliquent les succès obtenus par cette méthode. *Il est néanmoins certain qu'on voudrait pouvoir laisser la tête*

(1) Voyez, pour les résultats de cette prise oblique : W. NAGEL. Weitere Beobachtungen über die Anwendung der Achsenzugzange, *Zeitsch f. Geb. u. Gyn.* 1893. Bd. 24 ; Hft. 2 ; p. 183.

Sur 28 cas 18 enfants vivants, dont 8 avec empreinte sur l'os frontal situé en arrière.

libre de rectifier complètement son inclinaison initiale, et que le forceps du détroit supérieur est encore à inventer.

Il faut tirer fort et longtemps avant d'obtenir, pour compenser le défaut de synclitisme parfait qu'empêche la résistance périnéale, la réduction du diamètre antéro-postérieur de l'appareil que forment le forceps et la tête.

Ici la force fait plus que l'art. »

En résumé, on appliquait, dans les circonstances ci-dessus indiquées, un instrument toujours nuisible, quoique à des degrés divers suivant le degré inconnu du rétrécissement ; on l'appliquait sans mensurations sérieuses, par conséquent très souvent dans des conditions de dimensions respectives fœtales et maternelles où il ne pouvait aboutir qu'à céder la place au céphalotribe, à moins qu'il n'en fît lui-même l'office.

Aussi, bien que les résultats de cette application directe fussent un peu meilleurs que ceux de l'application oblique antérieurement employée, bien qu'ils fussent supérieurs à ceux de la version (comme le prouve la comparaison entre les chiffres que nous donnerons plus loin et ceux des Maternités allemandes où la version est l'opération de choix), la mortalité infantile restait considérable. C'est pourquoi, avant même que la symphyséotomie reparût à l'horizon, les jours du forceps actuel au détroit supérieur rétréci étaient comptés. Ils devaient l'être le jour où L.-H. Farabeuf eut vu sur le cadavre quel était le mécanisme vrai du passage de la tête à travers le bassin osseux ; ils le furent quand les recherches de H. Varnier eurent montré que toutes les observations cliniques et toutes les constatations anatomiques post mortem concordaient avec la modeste « hypothèse anatomique » primitivement tant honnie.

Voici la conclusion du livre de L.-H. Farabeuf et Varnier (1) :

« Ainsi que nous l'avons fait pressentir, nous avons des remarques à présenter sur l'emploi du forceps au détroit supérieur, tel que

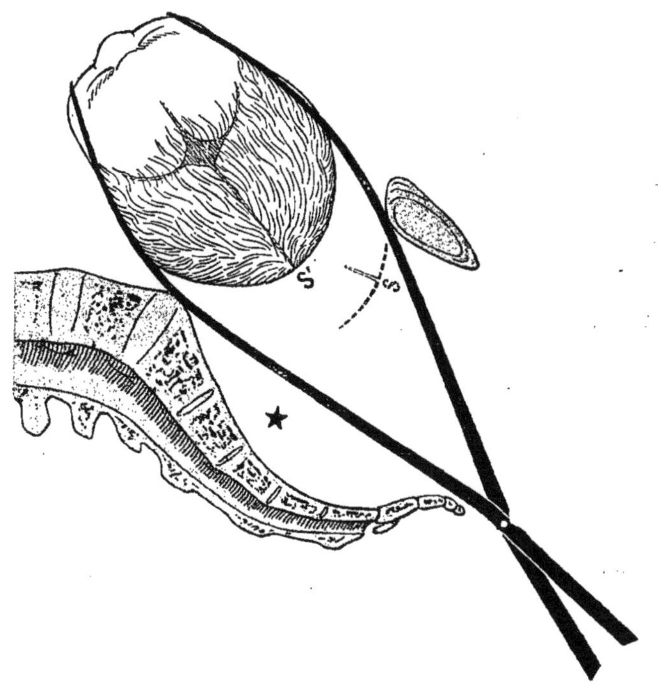

Fig. 357. — Sommet au détroit supérieur. Pour être bien saisie, la tête a été soulevée et son inclinaison améliorée. La suture sagittale qui était en S est maintenant en S'.

nous venons de le décrire. Les figures suivantes, toutes dessinées à la même échelle et conformes à la vérité en ce qui concerne les trois facteurs, bassin, tête, courbure des cuillères, vont nous permettre

(1) *Loc. cit.*, p. 452 à 456.

d'être extrêmement brefs. Pour saisir la tête convenablement en améliorant son inclinaison, il faut la faire remonter considérablement (fig. 357). Et l'on voit sur la figure 358 quelle réduction minima elle doit subir, car la branche postérieure du forceps l'empêche d'utiliser la concavité du sacrum.

Cette réduction devient désastreuse, lorsque le forceps insuffisam-

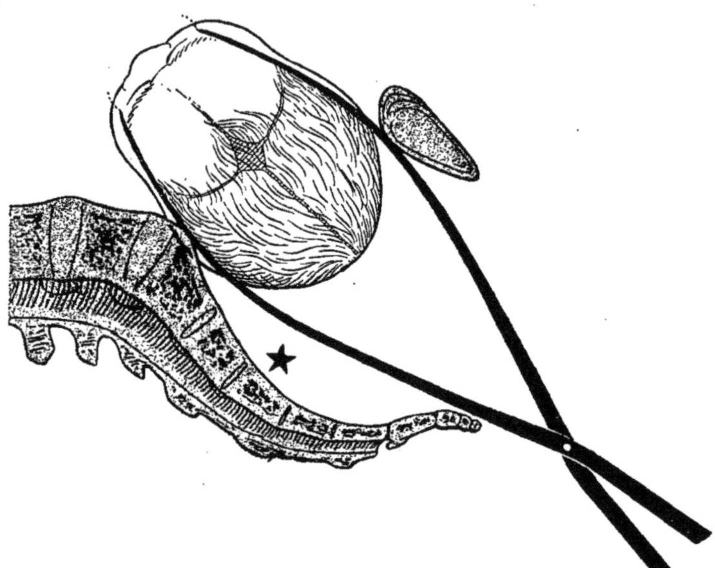

Fig. 358. — Même cas : passage du détroit ; l'on peut juger de l'étendue de la réduction indispensable, quoique le forceps soit appliqué on ne peut mieux, jusqu'au maxillaire inférieur. — L'espace * ponté par la branche postérieure ne peut être utilisé.

ment enfoncé est mal appliqué, ou lorsqu'après l'avoir bien placé on l'a laissé glisser. Jugez-en sur la figure 359.

D'autre part, constatez sur la figure 360 que la même tête dans le même bassin peut descendre avec un peu d'aide, sans subir de réduction notable.

La branche postérieure du forceps est nuisible ; c'est elle qui ponte l'excavation sacrée et qui, pendant l'engagement, se fait relever par le périnée, au point de détruire le synclitisme approximatif produit au moment de la prise. L'on recommande avec raison

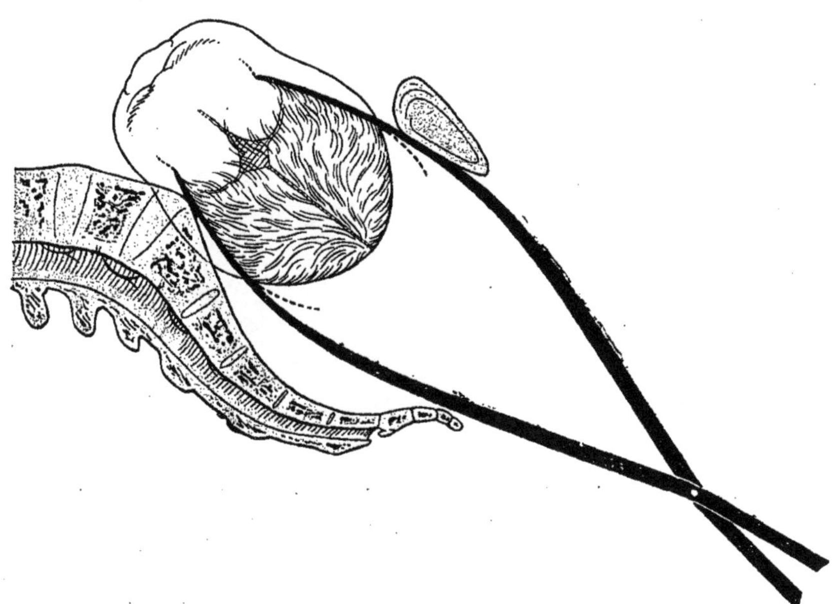

Fig. 359. — Effroyable réduction imposée à la tête par le forceps mal appliqué : place perdue en avant, place perdue en arrière. Si le périnée était là pour soulever le forceps, le bec antérieur deviendrait le plus offensif et beaucoup plus offensif.

de tirer en arrière, c'est facile, mais cela ne mène pas loin, car le forceps s'oppose à ce que la tête obéisse, à moins qu'il ne scie le périnée jusqu'au delà du coccyx.

Que faire donc ?

Nos expériences répondent : ne placer que la cuillère antérieure du forceps armée d'un lacs ; la tenir solidement d'une main, afin que la cuillère et son bec fassent levier sur le pariétal antérieur et l'emboîtent, pendant que l'autre main ou un aide tirera sur le lacs.

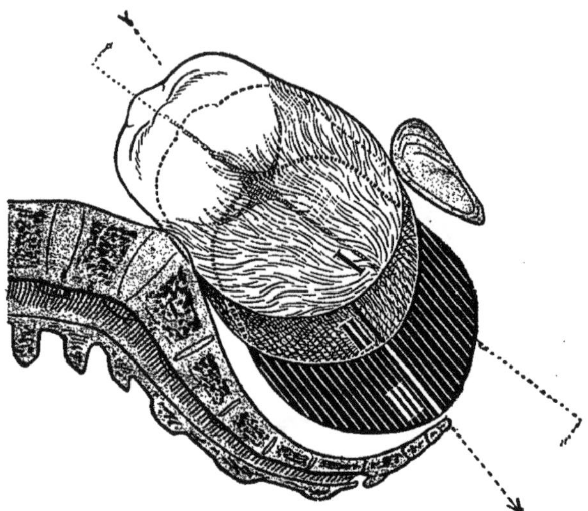

Fig. 360. — La même tête, dans le même bassin, passant le détroit supérieur par un simple changement d'inclinaison de I en II, moyennant une légère dépression de la tempe postérieure, — tombant ensuite de II en III.

Une cuillère de forceps droit serait plus facile à maintenir. Sans doute. Alors le levier ?

Oui, avec un ruban tracteur en plus. »

2. — Version pelvienne ou extraction du siège

La version, on l'a vu déjà, n'était employée que comme opération de nécessité (1), dans les présentations de l'épaule, dans les variétés frontales persistantes, dans les

(1) Pinard. *Ann. de Gynéc.*, 1891. t. 35, p. 105.

présentations du sommet avec procidence du cordon, dans les bassins du type oblique ovalaire.

Dans les cas de présentation du siège, alors que la version par manœuvres externes ne pouvait aboutir, on se *résignait* à extraire le fœtus par les pieds, et l'on avait recours à la manœuvre de Champetier de Ribes pour l'extraction de la tête dernière.

3. — Embryotomie céphalique

C'était l'ultima ratio lorsque le forceps bien appliqué sur la tête première n'avait pu l'entraîner. On sacrifiait l'enfant pour sauver la mère.

4. — Opération césarienne

Malgré les perfectionnements apportés par l'École allemande à l'opération césarienne, M. Pinard se refusait à faire courir aux femmes les dangers qu'elle comportait encore (1); ce n'est qu'en 1891, qu'écœuré des résultats que lui avaient donnés jusque-là les procédés ci-dessus énumérés, il se décida à pratiquer cette opération dans deux cas où les femmes avaient formellement exprimé à plusieurs reprises et par écrit la volonté d'avoir un enfant vivant.

Les enfants furent sauvés, mais les mères moururent (2).

(1) Pinard. *Union médicale*, 1887. Basiotripsie. Parallèle entre cette opération et la Laparotomie.

H. Varnier. L'opération césarienne, etc. *Gaz. hebdomad.*, avril et août 1890. — janvier 1891.

(2) Voy. ces deux observations in *Fonctionnement de la maison d'accouche-*

En résumé donc : accouchement prématuré provoqué suivi, à défaut de terminaison spontanée, de forceps et, en cas d'échec du forceps, de basiotripsie chez les femmes à bassins viciés vues au cours de leur grossesse ;

Forceps et, en cas d'échec, basiotripsie chez les femmes à bassins viciés vues en travail à terme ou près du terme, tels étaient les procédés d'élection de la méthode appliquée aux bassins viciés, de 1882 à 1892, dans le service de M. Pinard.

Résultats.

Faisons les comptes de ces 10 années.

Combien a coûté de vies maternelles et fœtales cette méthode (la méthode classique française) appliquée dans de bonnes conditions de milieu et d'assistance, « à des malades particulièrement choyées, dans une clinique où se trouve un personnel considérable, instruit », comme le faisait si judicieusement observer M. Bar à la Société obstétricale de France en avril 1893 ?

Faisant abstraction des cas désespérés lors de l'entrée de la femme à la Maternité (enfants morts, enfants tués par les tentatives de version ou de forceps faites en ville, mères infectées ou ayant l'utérus rompu) ; faisant également abstraction des cas dans lesquels les enfants ont succombé après l'entrée de la femme à la Maternité, mais avant l'intervention finale (procidence du cordon, etc.) ; ne prenant que les cas dans lesquels on a eu à

ments Baudelocque. Année 1891, p. 70. Paris, G. Steinheil, 1892 ; nous n'en retiendrons qu'une pour notre relevé. Dans l'autre cas, il s'agit d'une indication absolue (bassin de 57^{mm}).

appliquer la méthode, l'*enfant étant vivant* et la *mère en bon état*, nous arrivons aux chiffres suivants :

		ENFANTS SORTIS VIVANTS DU 10e AU 20e JOUR
Accouchements provoqués (1)..	133 cas	84
Forceps au détroit supérieur...	78 »	60
Version ou extraction du siège.	17 »	10
Opération césarienne à indication relative (2)............	1 »	1
Céphalotripsie et basiotripsie..	20 »	0
	249 cas.	155 sortis vivants.

Soit 94 enfants morts sur 249 cas.

7 mères ont succombé :

2 par rupture utérine (1 version, 1 forceps) ;

5 par septicémie (2 accouchements provoqués, 2 forceps, 1 césarienne) (3).

(1) Les 100 premières observations sont résumées en un tableau synoptique annexé à la leçon déjà citée de M. Pinard (*Ann. de Gyn.*, t. 35, p. 82 à 101). Les 33 autres sont également résumées en tableau, in *Fonctionnement de la maison d'accouchements Baudelocque*. Année 1891, p. 60 à 66.

(2) *Loc. cit.*, p. 71, Obs. 476.

(3) Comparez avec les chiffres suivants d'une Maternité allemande :

Pour 4 années :

Sur 280 cas de rétrécissement du bassin nécessitant l'intervention de l'art (accouchement provoqué, version et extraction opération de choix), forceps (opération de nécessité), opération césarienne :

120 enfants sortis vivants vers le 10e jour.

Mortalité maternelle de ces différents procédés de la méthode, calculée sur les 9 dernières années :

Accouchement provoqué....................................	1,2 p. 100.
Version et extraction..	0,9 »
Perforation...	1,6 »
Opération césarienne.......................................	4,1 »

Nous aurions voulu pouvoir comparer avec une statistique française intégrale portant sur les dix dernières années ; mais il n'en existe pas.

DEUXIÈME PARTIE

Conduite tenue dans les viciations pelviennes, de 1892 à octobre 1893, et résultats obtenus.

Les chiffres qui précèdent peuvent se passer de commentaires. Ils expliquent assez l'enthousiasme avec lequel L.-H. Farabeuf, Pinard et Varnier ont accueilli, à la fin de 1891, la symphyséotomie que leur offrait Morisani.

L'étude expérimentale, clinique et anatomo-pathologique du mécanisme de l'accouchement spontané et artificiel dans les bassins viciés, étude poursuivie par eux depuis cinq ans et qui venait d'aboutir (1) à la confirmation de l'hypothèse anatomique formulée et figurée par L.-H. Farabeuf en 1886, leur fit entrevoir bientôt à quelles conséquences révolutionnaires heureuses pouvait conduire la renaissance de la symphyséotomie : la suppression des procédés empiriques de la méthode classique.

Tout d'abord, ce qui leur apparut comme le fait prépondérant, et ce qui l'est resté pour les accoucheurs qui se sont depuis refusés à les suivre, ce fut l'abandon de la céphalotripsie ou de la basiotripsie de l'enfant vivant.

Au moins, disait-on, quand on aura tout fait pour

(1) L.-H. FARABEUF et VARNIER. *Introduction à l'étude clinique*, etc., p. 436 à 439, fig. 353 et 354.

extraire l'enfant vivant par les voies naturelles et qu'on n'y aura pas réussi, on aura la ressource de la symphyséotomie. On n'aura plus à tuer d'enfants vivants.

C'est uniquement sur ce terrain que M. Pinard se plaçait dans sa première leçon sur la Symphyséotomie, le 7 décembre 1891 (1).

« A l'heure actuelle, disait-il, lorsque nous nous trouvons en présence d'une femme en travail ayant un rétrécissement du bassin, et que nous avons constaté soit par le seul palper mensurateur, soit après l'emploi infructueux du forceps, l'impossibilité de l'expulsion ou de l'extraction du fœtus par les voies naturelles, nous sommes réduits à choisir, pour délivrer cette femme, entre les deux moyens suivants : ou broyer la tête et terminer l'accouchement par les voies naturelles, ou pratiquer l'opération césarienne.

Quand l'enfant est mort, la situation est nette. L'indication du broiement est formelle, acceptée par tous et, grâce au basiotribe, ce merveilleux instrument dont nous sommes redevables à M. Tarnier, l'embryotomie céphalique se fait avec autant de facilité que de sécurité.

Notre situation est tout autre quand l'enfant est vivant.

Le broiement est très discutable et très discuté par les partisans de l'opération césarienne. Tandis que, s'appuyant sur les résultats de la basiotripsie, les accoucheurs français, à peu d'exceptions près, sacrifient l'enfant dans tous les cas pour sauver la mère, un grand nombre d'accoucheurs étrangers se prononcent pour l'opération césarienne, lorsque la situation n'a pas été compromise par des tentatives d'extraction par les voies naturelles. »

Et, après avoir montré les dangers encore considérables pour la mère de l'opération césarienne, comparés à l'innocuité de la basiotripsie par lui préférée, M. Pinard ajoutait :

« Serons-nous longtemps encore condamnés à ce supplice qu'il faut

(1) *Ann. de Gynécol.*, février 1892.

avoir enduré pour savoir ce qu'il est, de tuer des enfants bien portants ou de faire courir à la mère les dangers encore redoutables de l'opération césarienne. J'espère que non, je crois que cette fatalité peut disparaître grâce à la symphyséotomie qui, si je ne me trompe, deviendra le complément de l'accouchement prématuré dans bien des cas et se substituera à l'embryotomie et à l'opération césarienne dans bien d'autres, en ne laissant à celles-ci qu'un champ très restreint où elles règneront seules sans partage. »

Mais on s'aperçut bien vite, en passant de la théorie à la pratique, qu'à limiter ainsi l'action de l'opération renaissante, on ne réduirait pas dans des proportions considérables la mortalité fœtale par viciations pelviennes.

Resterait toujours, en effet, pour les cas justiciables de l'accouchement provoqué, la mortalité résultant des erreurs de compte inhérentes à l'application de ce procédé. De même, en dehors de l'accouchement provoqué ou avec lui, si l'on n'avait recours à la symphyséotomie que comme à l'ultima ratio, après que le forceps n'aurait pu faire engager la tête, on s'exposerait à tuer encore un grand nombre d'enfants, comme ne tardèrent pas à le prouver les résultats de la symphyséotomie renaissante à ses débuts en France et ailleurs (1).

Si bien que bientôt L.-H. Farabeuf, Pinard et Varnier en arrivèrent théoriquement à cette conclusion :

« La symphyséotomie antiseptique donnant pour les mères des résultats excellents, pourquoi ne pas tenter de supprimer d'un seul coup, non seulement la mortalité fœtale par céphalotripsie, mais encore la mortalité fœtale par accouchement provoqué, forceps et version ? Pourquoi ne pas poser la question dans les termes suivants :

(1) Voyez plus loin, p. 42.

« Étant donné qu'aujourd'hui comme hier, nous ne pouvons, à l'aide des procédés classiques dont nous disposons, ni mesurer *exactement* un bassin, ni apprécier *exactement* la disproportion qu'il peut y avoir entre lui et la tête qui doit le traverser ; que nous ne pouvons pas juger, sans crainte d'errer, de l'âge du fœtus et de sa viabilité *in utero ;* puisque, quand nous commençons une application de forceps ou une version, nous ne pouvons jamais savoir d'avance si elle réussira ou non ; que si elle ne réussit pas, elle peut compromettre la vie de l'enfant au point de rendre inutile la symphyséotomie ; que si elle réussit, elle peut ne nous donner l'enfant que mort, mourant ou blessé, même en nous abstenant de tractions énergiques ; puisque, pour tout dire en un mot, nous n'y voyons goutte dans la dystocie par bassins viciés (positivement, s'entend) — n'est-il pas plus sage de nous abstenir d'une pratique empirique qui n'a jamais été pour nous qu'un pis-aller, pour dire :

« Quand, au cours du travail spontanément déclaré chez une femme à bassin vicié, l'utérus se montrera impuissant à faire passer le fœtus, ouvrons ce bassin qui se démontre trop étroit pour la tête qui s'offre à lui. »

On trouve déjà trace de ces préoccupations nouvelles dans un article sur la symphyséotomie, publié en août 1892 (1) par M. Varnier, élève et collaborateur de L.-H. Farabeuf et de Pinard.

« C'est aux bassins viciés dont le diamètre antéro-postérieur mesure au moins 7 centimètres, que la division de la symphyse pubienne et l'écartement consécutif du pubis peut faire gagner les dimensions suffisantes pour laisser passer vivant, sans danger pour la mère, un

(1) *Revue pratique d'obstétrique et d'hygiène de l'enfance.*

enfant bien développé que les méthodes actuellement en vogue vouent, dans l'immense majorité des cas, à la perforation ou à une *céphalotripsie déguisée par le forceps ou la version.*

Rappelons, en effet, qu'en dehors des cas où Léopold a eu recours franchement à la crâniotomie, l'extraction par le forceps dans les bassins viciés a donné, pendant la même période de 1883 à 1887, entre les mains du même Léopold, une mortalité fœtale de 21 p. 100; que Braun, qui faisait presque toujours la version, accusait, pour le petit nombre d'observations où il eut recours au forceps, une mortalité fœtale de 12,8 p. 100.

Quant à la version, elle donne des résultats bien inférieurs encore: 39,8 p. 100 d'enfants morts ou mourants (Léopold), 28 p. 100 (Braun).

J'ajouterai qu'à Vienne et à Paris, où l'on n'admet pas l'indication relative à l'opération césarienne, ce n'est pas seulement, dans les cas semblables aux 52 cas ci-dessus visés de Léopold, 66,6 p. 100 des enfants qui étaient sacrifiés, mais 100 p. 100.

On comprend par là quel gain de vie fœtale pourra donner, sans danger pour les mères qui succombent encore dans la proportion de 10 p. 100 à la césarienne moderne, l'emploi raisonné et bien réglé de la symphyséotomie, combinée à l'application du forceps sur la tête première dans les bassins de 7 centim. et au-dessus. »

Dans sa deuxième leçon, du 7 décembre 1892, M. Pinard envisage les rapports de la symphyséotomie avec les autres opérations obstétricales (1) :

« Quels sont, se demande-t-il, et quels seront les rapports de la symphyséotomie avec les autres opérations obstétricales?

Elle en aura de bons avec les unes, de fort mauvais avec les autres. Parmi ces dernières, je cite tout d'abord l'embryotomie pratiquée sur le fœtus vivant. Celle-là a vécu. Nous sommes à jamais débarrassés de ce cauchemar!

L'opération césarienne, suivie ou non de l'amputation utéro-ovarique, deviendra de plus en plus rare... Pour les rétrécissements du bassin, l'opération césarienne ne doit plus reconnaître comme indication qu'une indication absolue.

Si les rapports de la symphyséotômie avec l'embryotomie fœticide

(1) *Ann. de gynécologie,* 15 décembre 1892.

et l'opération césarienne sont faciles à délimiter, la tâche n'est pas encore aussi aisée quand il s'agit d'établir les rapports de la symphyséotomie, d'une part *avec l'accouchement provoqué*, d'autre part *avec les applications de forceps.*

Cependant on peut dire, je crois, dès aujourd'hui, que la symphyséotomie est appelée à rendre un grand service à l'accouchement provoqué. Elle nous évitera de pratiquer désormais *des accouchements provoqués par trop prématurés.* La crainte de l'obstacle de la filière pelvienne rétrécie ne hantera plus autant nos esprits, et sachant que nous avons la faculté, j'allais dire la facilité, d'agrandir la voie, nous attendrons avec calme que la vitalité du fœtus, que son aptitude à vivre de la vie extra-utérine soient certaines.

Le point délicat et qui ne sera jugé que par une longue expérience, par un nombre considérable de faits bien observés est le suivant : vaut-il mieux provoquer un accouchement à 8 mois, comptant sur un accouchement spontané, que d'attendre la déclaration du travail spontané et tempestif et de pratiquer la symphyséotomie? Je ne me reconnais pas le droit de vous dire aujourd'hui quelle est mon opinion à ce sujet. J'en ai une; mais *j'attends pour la faire connaître que des observations nombreuses soient venues l'appuyer ou la modifier.*

Si la symphyséotomie doit faire disparaître l'accouchement provoqué trop prématuré, elle doit faire disparaître également toute application de forceps dite de force. Que de fois, dans la crainte de pratiquer l'embryotomie et dans l'espoir d'extraire un enfant vivant, n'avons-nous pas, n'ai-je pas, pourrais-je dire, exercé des tractions aussi fortes que longues et dont le résultat n'était autre chose qu'une céphalotripsie déguisée ! La symphyséotomie doit faire abandonner à tout jamais ces tractions meurtrières.

Quand une application de forceps régulière n'aura pu faire engager la tête après des tractions modérées, une seule chose est à faire : retirer l'instrument et pratiquer la symphyséotomie, comme je l'ai fait chez ma deuxième opérée, dont le bassin, n'étant pas vicié par le rachitisme, était peu au-dessous de la normale, mais dont l'enfant était extrêmement volumineux. »

Dans le même numéro de décembre des *Annales de gynécologie*, L.-H. Farabeuf écrit, dans son mémoire sur l'ischio-pubiotomie, qui est le résumé de recherches poursuivies par lui durant les mois d'août, septembre et octobre :

« Mais pourquoi s'acharner à étendre le domaine de la symphyséotomie, opération simple, en créant des variantes plus compliquées, des pubiotomies, des ischio-pubiotomies ?

N'avons-nous pas, en dehors d'elle, à choisir parmi quatre méthodes rivales ?

Hélas ! oui, nous les avons ; et c'est parce que nous n'avions qu'elles que la symphyséotomie vient d'être si bien accueillie à Paris, venant de Naples, et dans l'Europe entière venant de Paris.

Relativement aux résultats des méthodes dont la symphyséotomie va restreindre singulièrement l'emploi, je ne sais que ce qui se dit ou s'écrit, car je ne suis pas praticien.

Eh bien, en matière de bassins rétrécis et d'opérations conservatrices de la mère et de l'enfant, la statistique dit que l'*opération césarienne*, en ne prenant que les résultats des opérateurs propres, mais en les prenant tous et pas seulement ceux d'un Léopold, reste très dangereuse pour la mère ;

Que l'*accouchement prématuré provoqué* donne une mortalité fœtale inattendue.....

Enfin, que le *forceps* au-dessus du détroit supérieur, pourtant jugé ici moins dangereux que la *version*, est un instrument meurtrier.

Ne retenant que ce dernier point, je me demande comment il en serait autrement avec l'instrument employé et l'application défectueuse qu'on est obligé d'en faire, soit en travers du bassin, sur un grand diamètre céphalique, soit obliquement, sur un diamètre oblique, soit d'avant en arrière, régulièrement sur le bipariétal.

Dans ces derniers modes, proclamés à Paris les moins offensifs, le forceps n'a qu'une manière de servir, la traction ; il en a deux de nuire : il ponte et supprime la concavité sacrée, empêchant la tête de l'utiliser en s'engageant ; il aplatit la tête et la défonce, particulièrement le pariétal ou le frontal antérieur. Et les deux préceptes pourtant si chers à M. Tarnier sont violés, puisque la tête ne reste pas libre, le périnée fixant le forceps, et que la pince devient un instrument réducteur, un mauvais céphalotribe.

Le sujet vaut que je m'y arrête, ne serait-ce que pour combattre ceux qui, demi-symphyséotomistes par timidité, confient au forceps et à la tête incluse le redoutable soin de terminer par arrachement la séparation des pubis.

Les accoucheurs enseignent que la traction d'un homme, pouvant aller sans ou avec appui à 40 ou 80 kilogr., ne donne qu'une compression de la tête moitié moindre, 20 ou 40 kilog. « La pression exercée par les cuillères du forceps est donc égale à la moitié environ de la traction. » Telle est la phrase classique. Vous allez voir si cela peut être vrai dans certaines circonstances, alors que l'instrument doit être, comme l'a fait Pajot, comparé à un porte-crayon serré par sa virole.

C'est le cas très fréquent, on le sait, des applications de force au-dessus du détroit supérieur rétréci. Un forceps est chargé d'une tête ferme, bien saisie, accommodée et réduite le plus possible. L'ensemble est fortement engagé dans l'anneau osseux ; tout est bien lubréfié et glissant ; un millimètre de largeur en plus au contenant ou en moins au contenu, cela passerait. Mais le contenant et le contenu sont arrivés à la limite, l'un de son extensibilité, l'autre de sa compressibilité. Les cuillères glissent bien, et leur convexité est très faible ; ne voyez-vous pas que c'est un coin extrêmement allongé qui se trouve tiré entre deux points résistants ?

Dans ces conditions, le bassin serre la tête, souvent au point de l'effondrer avec son promontoire ou d'y enfoncer les cuillères du forceps, vous l'avez vu ; la tête tend à faire éclater le bassin et y réussit quelquefois, même sous une traction modérée, vous l'avez entendu dire. Pourtant les accoucheurs ne sont pas des chevaux ; il faut donc que leur faible traction, en devenant, dans les conditions que je viens d'exposer, à la fois écrasante pour la tête et brisante pour le bassin, loin de diminuer s'accroisse considérablement. Il m'a semblé qu'elle devait se décupler facilement et qu'en tirant *modérément* sur un forceps, coin devenu incompressible, engagé dans un anneau inextensible, on arrivait à placer sur la tête un poids de quelques centaines de kilogrammes et dans le bassin une force dilatatrice d'égale puissance. Pajot, avec son génie intuitif, avait senti que lorsque le détroit osseux arrivait à serrer le forceps, il se produisait de ce fait, sous l'influence d'une traction pure, eût-elle lieu avec des lacs, sur un instrument abandonné, sans vis ni ficelle rapprochant les poignées, une énorme constriction de la tête, et par réaction, une tendance égale à l'écartèlement du bassin.

Cette symphyse qui éclate avec bruit, cet œil expulsé et ramassé sous la table, des centaines de pariétaux défoncés, auraient dû sinon éclairer tout le monde, du moins pousser les accoucheurs à demander à la géométrie quelque lumière. Au lieu de cela, c'est la phrase ci-dessus rapportée qui se répète d'année en année. »

Et après avoir exposé les calculs et les expériences démontrant les propositions précédentes, L.-H. Farabeuf conclut :

« Ce n'est pas exagéré que de dire : l'action de l'anneau pelvien sur le forceps trouve souvent l'occasion de décupler la force de traction. Vous vous croyez modéré en ne dépassant pas 40 kilogr., mais vos dizaines deviennent des centaines et c'est avec 400 kilogr. que vous écrasez la tête ou brisez le bassin.

Je crois que le perspicace et lumineux Pajot n'avait pas calculé cette force ; mais il la connaissait bien, il en avait grand peur et savait se comporter en conséquence. On dirait qu'aujourd'hui, devenue quantité négligeable pour les classiques, elle ne préoccupe plus personne. Si nos maîtres du jour ont compris et n'ont pas oublié l'enseignement de Pajot, ils sont vraiment coupables d'en si peu parler.

En raison de ces considérations théoriques, mais positives, corroborées par les accidents innombrables connus de tout le monde, lorsqu'un rétrécissement est tel que l'on doit atteindre les limites de la compressibilité et de l'extensibilité au moment où le gros de l'appareil n'a plus que quelques millimètres à parcourir pour franchir le détroit, le forceps est doué d'une puissance nocive effrayante qui peut dépasser le centuple de la traction... ou de la poussée utérine.

Lorsque la tête vient dernière et qu'elle passe le détroit supérieur avec tant de peine qu'il faut deux personnes, l'une pour la tirer, l'autre pour la pousser, cette tête elle aussi peut faire coin et multiplier les forces qu'elle reçoit au point de s'écraser, si sa résistance est moindre que celle du bassin. »

Tout cela, dans la pensée immédiate de Farabeuf, était dirigé contre les partisans de la symphyséotomie incomplète, c'est-à-dire sans section du ligament sous-pubien et sans écartement préalable calculé du bassin.

Mais sa pensée d'avenir se révèle dans cette phrase : « Ennemi de toute violence aveugle, j'espère du reste qu'on renoncera bientôt à employer le forceps actuel pour engager la tête dans le détroit supérieur rétréci. J'en veux même à M. Tarnier, qui connaît les mérites du levier mieux que personne, de ne pas avoir encore, pour cette besogne spéciale, accroché son forceps au clou avec tous les autres. »

La seconde étape de la révolution causée par la renaissance de la symphyséotomie peut donc se résumer ainsi :

Proscription ferme de l'accouchement provoqué par trop prématuré ;

Proscription non moins ferme du forceps de force.

Mais déjà il est aisé d'entrevoir que M. Pinard ne dit pas toute sa pensée sur l'accouchement provoqué, et qu'il veut attendre encore avant de brûler ses vaisseaux sur cette question.

Pour le forceps, il se borne à condamner l'application du forceps de force, mais il résiste encore à l'abandon complet, où l'incite L.-H. Farabeuf, du forceps au détroit supérieur : « *Quand une application de forceps régulière n'aura pu faire engager la tête après des tractions modérées*, une seule chose est à faire : retirer l'instrument et pratiquer la symphyséotomie. »

Avant que trois mois se fussent écoulés, les dangers de cette pratique étaient reconnus et la 3e étape franchie.

M. Varnier lut en effet, le 7 avril, à la Société obstétricale de France, au nom de ses maîtres et au sien, une note ayant pour titre : *De l'application du forceps au détroit supérieur rétréci, en particulier dans ses rapports avec la symphyséotomie*, où nous lisons :

« La renaissance de la symphyséotomie aura eu, entre autres résultats, celui de trancher en faveur du forceps le débat depuis si longtemps pendant entre les partisans de ce dernier et ceux de la version dans les bassins rétrécis.

Ce n'est pas à cette heure, où la combinaison opératoire *symphyséotomie-forceps*, qui pourtant n'en est encore qu'à ses débuts, donne les résultats consignés dans la statistique que je vais vous faire distribuer (sur 76 opérations bien réglées, 73 enfants vivants, et bien vivants ; 3 morts, l'un le 3e jour, de la provocation trop prématurée de l'accouchement, un autre le 17e jour, de pneumonie à pneumocoques, un autre, d'un vice de conformation), ce n'est pas, dis-je, à cette heure qu'il est utile d'insister longuement, dans une réunion d'accoucheurs français, élevés dans la préférence du forceps, sur l'élimination définitive de la version du nombre des opérations d'*élection* dans les rétrécissements pelviens.

Que ce soit là un résultat heureux, cela ne nous paraît pas discutable. Je me bornerai à vous citer à ce sujet quelques chiffres qui ont leur éloquence.

La version dans les bassins rétrécis, dans ces mêmes bassins qui ont donné avec la combinaison *symphyséotomie-forceps* bien conduite et dans une année d'apprentissage (j'insiste sur ce point) les résultats que vous connaissez, la version a donné, entre les mains d'un de ses plus chauds défenseurs, de Léopold, qui doit savoir la bien faire puisqu'elle est son opération de choix, une mortalité fœtale *expurgée* de 36 p. 100 pour la période 1883 à 1887 sur 70 cas, et de 36,1 p. 100 pour la période 1888 à 1892 sur 143 cas.

La pratique de C. Braun, pour la période 1883 à 1887, se solde par près de 30 p. 100 (exactement 29,3 p. 100) sur 89 cas.

Ce qui fait (c'est la conclusion même de Léopold) pour Vienne et Dresde une mortalité fœtale expurgée de 32,1 p. 100 sur 234 observations, c'est-à-dire une mortalité fœtale *expurgée* supérieure à celle de la combinaison symphyséotomie-forceps *non expurgée* qui, vous le verrez dans un instant, est exactement de 20 morts sur 92 cas.

Il est bien évident, dès lors, que pas un de nous n'ira faire courir demain, de propos délibéré, à un enfant présentant la tête au détroit supérieur rétréci ou pouvant l'y présenter, les risques d'une pareille opération, arrivée sans doute, depuis le temps qu'on la pratique, au minimum de danger qu'elle puisse comporter.

On ne saurait songer, d'autre part, à améliorer ces résultats par la section pubienne pratiquée au cours d'une version commencée et reconnue difficile ou impossible. Le temps de lever l'obstacle par la symphyséotomie, on arriverait trop tard ; tandis qu'au cours d'une extraction tentée par le forceps et reconnue impossible, la section pubienne surajoutée mènera au but, sans que le retard de 10 ou 15 minutes nécessaires pour la pratiquer puisse aggraver la situation du fœtus.

Si j'ai établi ce parallèle, c'est pour faire ressortir l'importance que garde chez nous et que va prendre partout ailleurs tout ce qui touche à l'emploi du forceps au détroit supérieur rétréci. C'est à cause de cette importance que je viens ici, au nom de l'école à laquelle j'appartiens, continuer le procès, par nous commencé ailleurs (1), du forceps dans le traitement des viciations pelviennes.

Cette conclusion à de telles prémisses pourra surprendre ceux qui se souviennent qu'il y a quelque temps encore, nous étions parmi les plus entêtés défenseurs de ce mode d'intervention (2). C'est qu'aussi bien le point de vue a tout à coup changé. La renaissance de la symphyséotomie est en train de bouleverser de fond en comble la thérapeutique des viciations pelviennes.

L'opération césarienne conservatrice à indication relative a été abandonnée par Léopold; la basiotripsie sur l'enfant vivant, par une

(1) Farabeuf et Varnier. *Introduction à l'étude clinique et à la pratique des accouchements*, p. 452 à 456.

Farabeuf. *Ann. de gynécologie*, décembre 1892, p. 407 à 414.

(2) G. Lepage. *De l'application du forceps au détroit supérieur*. Th. Paris, 1888.

partie de l'école française. La version donne ce que nous venons de dire. Seul, le forceps tient bon mais, nous l'espérons du moins, pour peu de temps encore, nous voulons dire comme acte opératoire isolé, car son union avec la symphyséotomie, s'il consent à céder le pas à celle-ci, lui assure au contraire la prépondérance sur tous ses rivaux d'antan.

La question qui se pose, à propos du forceps au détroit supérieur rétréci, est en effet celle-ci :

Doit-il continuer à précéder la symphyséotomie comme agent de démonstration de l'inutilité ou de la nécessité de cette dernière ?

Doit-il, au contraire, lui céder d'emblée le pas et ne venir qu'après elle ?

Nous pensons que c'est à ce dernier rôle qu'il doit se borner et c'est ce que je vais m'efforcer de démontrer.

Je ne m'arrêterai pas longtemps au procès du forceps *dit de force* précédant la symphyséotomie, car déjà plus d'un de nos collègues se frappe, avec nous, la poitrine de ne l'avoir pas abandonné quelques mois plus tôt.

« L'enfant était bien conformé, disait l'un deux qui dès longtemps nous est acquis; il devait vivre et s'il a succombé, nous n'attribuons qu'une cause à sa mort, la violence même des tractions du forceps avant la symphyséotomie. Ainsi donc le désir trop accentué de montrer l'urgence absolue de la symphyséotomie par la mise en évidence de l'inefficacité du forceps, nous a malheureusement conduit à en compromettre les résultats.

« Ceci prouve, ajoute-t-il, que dans l'application préalable du forceps, on doit se borner à des tractions modérées et qu'il ne faut pas insister quand le degré du rétrécissement est connu.

« Si le résultat de notre opération n'a pas été aussi heureux et aussi complet que possible, la cause unique est dans cette tendance toute naturelle, quoique injustifiée parfois, dans cette crainte même qu'on éprouve de rompre trop brusquement avec les anciennes méthodes. » Et d'un.

Est-il seul ? non pas.

Dans une note qu'il a bien voulu adjoindre au résumé d'un cas également malheureux qu'il nous a communiqué, l'un des doyens de l'école de France écrit :

« La mort de l'enfant est due évidemment à la première application de forceps avant la symphyséotomie. Les bruits du cœur fœtal ont diminué de fréquence et d'intensité à partir de cette intervention, mais assez peu, au début, pour qu'on pensât à écarter la symphyséotomie. L'application de forceps préalable avait paru justifiée, au début, étant donné l'âge de la grossesse ; elle a fracturé les deux pariétaux. » Et de deux.

J'en pourrais appeler d'autres en témoignage, car sur les 20 morts fœtales dont je vous entretenais il y a quelques instants (et dont 3 déjà sont éliminées), 9 relèvent, sans discussion possible, de l'application préalable du forceps au détroit supérieur.

Est-ce surprenant ? Non ; nous allons le prouver en nous accusant à notre tour, et nous n'allons pas nous ménager.

J'entends en effet déjà l'objection qui se prépare : « Personne ici ne veut défendre l'application dite de force au détroit supérieur. »

Mais qu'est-ce donc qu'une *application de force* sinon une application quelconque de forceps au détroit supérieur rétréci ? C'est ici que porte tout le débat.

J'ignore de quelle façon nos collègues ont tiré, quoique je doute qu'ils aient usé de ce qu'on appelait naguère la violence, et que dès longtemps condamnent tous nos maîtres.

Mais je sais très bien comment l'on tirait chez nous, avant la renaissance de la symphyséotomie.

On faisait une application de forceps, très rarement deux, et encore seulement quand la première prise n'avait pas semblé irréprochable. Un seul opérateur tirait, sans appui du pied. Quelle force déployait-il ?

Nous avons M. Pinard et moi fait l'expérience, lui tirant des deux bras, à genoux, moi tirant des deux bras, assis à terre, les jambes sous le lit, le corps incliné en arrière, et nous n'avons jamais pu dépasser 30 kilogr.

Pour qui, il y a quelques mois, était-ce là de la violence ? Pour personne.

Et pourtant c'en est. Pajot l'a senti et a dit pourquoi. Farabeuf l'a calculée et ses chiffres effrayants sont présents à vos mémoires.

Je vous apporte aujourd'hui la preuve clinique de cette énorme force comprimante et brisante du forceps appliqué au détroit supérieur et tiré sans violence, nous le croyions du moins. Sa force comprimante était moindre que celle du céphalotribe et, à l'époque dont je parle, cela nous satisfaisait. Nous oublions volontiers les morts pour ne nous souvenir que des vivants, et j'avoue que ce n'est pas sans quelque surprise que nous avons, en faisant nos comptes, considéré notre passif, auquel seul désormais nous voulons penser.

De 1883 à 1889 à la Maternité de Lariboisière, et de 1889 à 1893 à la clinique Baudelocque, dans le service de M. Pinard, sur un total de 17,000 accouchements, il a été fait par lui ou par ses élèves dont il tient à honneur de ne se point séparer, 114 applications de forceps au détroit supérieur rétréci (1). Si dans ces 114 cas le forceps a été appliqué et maintenu appliqué jusqu'à l'extraction, c'est à coup sûr parce que l'on a cru qu'il pouvait aboutir sans violence; sinon on aurait fait la basiotripsie d'emblée ou secondairement.

Combien d'enfants morts sur ces 114? — 35.

Dépouillons cette statistique brute :

5 enfants étaient morts ou ne valaient guère mieux avant l'intervention; 2 sont morts plusieurs jours après de causes indépendantes de l'extraction. Restent donc 28 morts sur 107, c'est-à-dire, et j'y insiste, à Paris, entre des mains habituées à l'emploi du forceps, plus que n'a donné la combinaison symphyséotomie-forceps urbi et orbi (statistique non expurgée).

Sont-ce là tous les méfaits du forceps? Non. Il y a les blessés : 6 avec enfoncement d'un frontal ou d'un pariétal. Il y a les enfants nés en état de mort apparente, qu'il a fallu de 15 à 40 minutes pour ranimer et qui, nous pouvons bien le dire, ont survécu malgré nous. Mais laissons ces derniers.

Ne retenant que les tués ou blessés, nous arrivons à 34 sur 107. Et, je le répète, sans qu'on puisse parler de violence, car dans aucune de ces 114 observations, où le forceps a été appliqué dans des bassins de toutes dimensions pour extraire des enfants de toutes dimensions, on n'a noté de ces lésions qu'ont observées deux de nos collègues qui les attribuent, vous le savez (à tort selon nous), à l'application directe, promonto-pubienne, antéro-postérieure pourtant seule employée par nous.

De ces 114 femmes, 2 sont mortes (une en 1884, une en 1888), de septicémie, et à l'autopsie nous n'avons rien trouvé de comparable aux lésions ci-dessus rappelées.

J'ajouterai que chez aucune, *bien que la pression maxima soit*

(1) Ce chiffre de 114 comprend les cas où le forceps a été employé seul et ceux où il a été employé *en combinaison* avec l'accouchement prématuré provoqué.

toujours rétro-pubienne, il n'y a eu de fistules soit vésico-utérines, soit vésico-vaginales, ce qui suffit à démontrer d'une part que nos tractions ont été modérées, d'autre part qu'en les maintenant dans ces limites, que M. Pinard n'a jamais conseillé de dépasser, l'application régulière au détroit supérieur rétréci est sans danger pour la mère.

Aussi bien, si nous sommes décidés à l'abandon du forceps sans symphyséotomie, c'est, non pas pour la mère, mais pour l'enfant.

En tournant et retournant nos 107 observations et en particulier celles qui ont eu le résultat que vous connaissez, en nous remémorant ce que nous avaient appris le calcul et l'expérimentation, nous sommes arrivés à ces conclusions :

1° Pour préjuger si l'application de forceps que nous tentons, qu'elle réussisse ou non, va ou non compromettre la vie de l'enfant, nous ne pouvons nous appuyer fermement :

Ni sur l'intensité ni sur la durée des tractions ;

Ni sur le degré de rétrécissement ;

Ni sur ce que nous pouvons savoir du volume du fœtus.

Nous ne savons jamais ce que fera le forceps ; nous ne sommes pas maîtres d'en limiter l'action malfaisante. Nous tirons un numéro à la loterie. C'est de l'obstétrique empirique ; ce n'est pas de l'obstétrique positive.

Telle application qui paraît réunir toutes les conditions défavorables sera couronnée de succès ; telle autre, dans des conditions en apparence favorables, tuera le fœtus avant même de lui avoir fait franchir le détroit rétréci.

2° La théorie, je veux dire l'expérimentation, nous a d'ailleurs appris qu'au détroit supérieur nous ne pouvons demander au forceps, dans un bassin rétréci non ouvert, autre chose que cette force réductrice qui le rend si redoutable puisque, quelque soit son mode d'application, fronto-mastoïdien ou bipariétal, loin de corriger l'attitude asynclitique de la tête non engagée, il l'exagère fatalement et fait par conséquent tout ce qu'il faut pour empêcher l'accomplissement du mécanisme qu'il avait naguère encore la prétention d'exécuter.

3° et dernière conclusion. Le forceps au détroit supérieur ne sera plus appliqué par nous (l'école de Pinard), dans les bassins viciés, qu'après la symphyséotomie.

Nous ne sommes pas les seuls à prendre cette résolution. Voici ce que dit à ce sujet le doyen des accoucheurs russes, le professeur Krassowski :

« Je tiens pour défendue toute tentative d'extraction avec le forceps, avant la symphyséotomie. parce que de telles tentatives ne peuvent que compromettre le résultat de l'opération. »

« Versuche die Extraction des Kindes mit der Zange vor der Symphyseotomie vorzunehmen, halte ich für verboten, weil solche Versuche die darauf folgende grössere Operation zu diskreditiren in Stande sind. »

Nous prévoyons une grosse objection :

« Par cette manière de faire, vous allez multiplier, au delà de toute raison, le nombre des symphyséotomies. »

A cela nous répondrons par la statistique de la Clinique Baudelocque pour 1892.

Combien mon maître Pinard, dans un service où il se fait 1,800 accouchements par an, service qui a une *forte clientèle* de rétrécissements du bassin. aurait-il dû faire de symphyséotomies pour supprimer de sa pratique non pas seulement le forceps au détroit supérieur dans les bassins viciés non préalablement ouverts, mais tout ce qui fait partie de l'ancienne méthode de traitement des bassins viciés :

Pas vingt ; pas deux par mois.

C'est-à-dire, au total, beaucoup moins d'interventions qu'auparavant pour un résultat supérieur *comme survie fœtale* puisque, aussi bien, la mortalité maternelle est chez lui hors de cause.

M. Pinard n'a fait l'an dernier que 13 symphyséotomies et, il vous le dira, il se repent de n'en avoir pas fait plus.

Car, sur les dix forceps au détroit supérieur que nous avons cru devoir faire aux lieu et place de la symphyséotomie et qui nous avaient paru capables d'aboutir sans dommages, nous comptons :

4 enfants morts par fractures du crâne ; voici les têtes de 3 d'entre eux ;

1 enfant blessé (enfoncement d'un pariétal) qui a survécu sans que nous puissions nous en attribuer l'honneur ;

1 enfant né en état de mort apparente, qu'il a fallu ranimer par une insufflation de 20 minutes et qui, par conséquent, n'a pas été loin de rejoindre les autres.

Soit, sur 10 enfants, 6 tués ou fortement compromis.

Sommes-nous plus malheureux que d'autres ?

Voici quelques chiffres qui vous prouveront que nous ne sommes pas isolés. Je ne puis parler que des statistiques publiées.

De 1860 à 1870, avec l'ancien forceps et une application qui n'avait rien d'antéro-postérieur, il a été fait, dans une grande école d'accouchement qu'il est inutile de citer (1) :

15 forceps au détroit supérieur rétréci (c'est au moins ce qu'accuse la statistique).

3 de ces 15 enfants sont sortis vivants de cette école ;

5 ont été extraits morts ;

7 sont morts après la naissance, dont 6 dans les 48 heures, et les poids sont là pour démontrer qu'il ne saurait être question de la légendaire faiblesse congénitale. Mais c'est déjà là de l'histoire ancienne et je n'insiste pas. Voici du moderne.

Dans une autre école, depuis l'antisepsie obstétricale, *de fin* 1885 *à fin* 1891, sur 30 forceps à terme dans des bassins viciés, 14 enfants sortis vivants ; 12 mort-nés ou qui n'ont pu être ranimés ; 4 morts dans les jours qui ont suivi l'extraction : soit plus de 50 p. 100.

En y joignant les forceps avant terme, nous avons en tout, sur 47 cas, 19 morts, soit 1 sur 2 1/2.

Si de France nous passons à l'étranger, où le forceps n'est employé, de parti pris, que dans des cas jugés *tout à fait favorables*, voici ce que nous trouvons :

A la clinique de Prague, pendant ces 10 dernières années, sur 10,000 accouchements il a été fait :

27 forceps au détroit supérieur rétréci.

Voici le résultat : 18 enfants vivants dont 9 blessés ;

2 extraits morts ;

7 morts ensuite de l'accouchement, dit l'auteur (2) auquel nous empruntons ces détails, dont 6 par l'opération, soit, ajoute-t-il, 55,5 p. 100 d'enfants ayant subi des lésions dont ils se sont plus ou moins bien guéris ou bien auxquelles ils ont succombé. « Parmi les

(1) Si j'ai cité cette statistique, c'est qu'elle est aujourd'hui la seule qui nous permette de juger les résultats de l'application oblique, au détroit supérieur, de l'ancien forceps encore employé par beaucoup de praticiens français.

(2) M. Bourcart. *Contribution à l'étude de l'emploi du forceps et de la version dans les bassins rétrécis.* Genève, 1892.

enfants blessés ensuite de l'emploi du forceps, il en est mort 40 p. 100. »

Sur ces 27 cas, Pawlik a employé 18 fois le forceps de Tarnier, 3 fois le forceps de Breus, 1 fois le forceps de Simpson, 5 fois un instrument non dénommé. Il va sans dire que dans tous les cas il s'agit d'application oblique, l'application antéro-postérieure étant considérée à Prague comme ne pouvant être réalisée que sur le mannequin.

A l'Institut de Dresde, dans le service de Leopold (1), où le forceps n'est employé, comme à Prague, que là où la version est jugée impossible : sur 19 forceps au détroit supérieur 4 morts eet 5 blessés, savoir : enfoncement d'un pariétal, 4 ; fracture du frontal, 1. Là encore il s'agit d'application oblique (2).

Comme vous, Messieurs, j'ai hâte d'en finir avec ce massacre d'innocents et je passe à la seconde partie de cette étude, je veux dire à *l'application du forceps au détroit supérieur rétréci, après symphyséotomie.*

Le bassin une fois ouvert, bien ouvert, l'application de forceps perd ses inconvénients (3) pour ne garder que ses avantages. C'est l'intervention de choix. La version ne doit être qu'une opération de nécessité.

S'il en fallait une démonstration, vous la trouveriez dans la statistique que j'ai dressée.

Dans les 10 cas où la version a été pratiquée après symphyséotomie, il y a 5 enfants morts dont 1 seulement de causes indépendantes de l'extraction ; cette mortalité considérable n'est pas pour nous surprendre.

Tandis que l'intervention finale peut se résumer ainsi pour le forceps : « forceps, extraction facile », l'on va voir ce qui s'est passé dans un cas heureux de version, celui de Garrigues. Immédiatement après la rupture des membranes (je traduis textuellement), « je poussai ma main le long de la face antérieure du fœtus, je saisis les deux pieds à la fois et les attirai en bas ; mais la tête ne remontant pas, je plaçai un lacs autour de la cheville de l'un d'eux dans le vagin et l'attirai au dehors, après quoi j'amenai l'autre jambe.

« Les bras furent aisément extraits, mais la tête offrit une résis-

(1) MUNCHMEYER. Ueber die Entbindungen mittels der Zange an der königl. Frauenklinik in Dresden. *Arch. f. Gynäk.*, t. 36, H. 1, p. 19. Berlin, 1889.

(2) Voyez plus haut la statistique de Nagel (1893), p. 21, note 1.

(3) FARABEUF et VARNIER. *Loc. cit.*

tance considérable à l'extraction. Le cordon faisait un double circulaire autour du cou; il fut dégagé et on fit passer le corps au travers. Je dus introduire *l'index et le médius dans la bouche de l'enfant, et, bien que de cette façon j'obtinsse la flexion complète, je dus tirer de toutes mes forces sur les épaules de l'enfant, mais sans succès.* J'employai alors la *méthode de Prague,* c'est-à-dire que je saisis les deux pieds et que je les portai brusquement et énergiquement en haut sur le ventre de la mère, mais sans résultat.

« *Je revins donc à la méthode de Smellie;* et pendant que le méconium s'écoulait et qu'un des assistants déclarait aux amis, qui, en dépit de toutes les supplications et remontrances, persistaient à rester témoins de l'opération du commencement à la fin, que l'enfant était perdu, je le sentis sucer mes doigts et aussitôt je pus l'extraire sans même déchirer le périnée.

« L'enfant pesait 3,400 grammes, et le bassin avait 10 centimètres de conjugué diagonal.

« Né en état de mort apparente, il a pu être ranimé. »

En voilà un qui certes avait la vie dure ! Combien de fois sur 100 sera-t-on aussi heureux ?

Je pourrais vous citer d'autres observations, mais vraiment cela me paraît superflu ; je ne pense pas que nous voulions, pour jouer la difficulté, reprendre à notre compte la version quand ses partisans étrangers l'abandonnent pour le forceps en faveur duquel nos maîtres ont si longtemps combattu. La version et l'extraction consécutive comportent pour l'enfant de sérieux dangers alors même que le bassin est normal ; elle doit donc ici céder le pas au forceps chaque fois que la tête se présente ou peut être ramenée au détroit supérieur. C'est d'ailleurs ainsi que la question a été envisagée partout.

J'ai dit, Messieurs : le forceps après symphyséotomie n'a plus que des avantages ; mais *à deux conditions* sur lesquelles, depuis plus d'un an, mes deux maîtres Farabeuf et Pinard ont souvent insisté.

Ces deux conditions sont les suivantes :

1° *Il faut que la symphyséotomie soit complète, c'est-à-dire que le ligament sous-pubien soit divisé;*

2° *Il faut que le bassin soit dilaté avant l'intervention finale, c'est-à-dire que les pubis soient écartés d'emblée de la quantité reconnue nécessaire, d'après l'évaluation faible du promonto-pubien minimum et l'estimation à 95 millim. en moyenne du bipariétal fœtal.*

Léopold a donné un conseil funeste le jour où il a dit qu'on pourrait se borner à une section partielle de la symphyse ; il dit encore à l'heure actuelle qu'il faut respecter au moins le ligament sous-pubien (1).

Farabeuf (2) a montré combien cette pratique était irrationnelle et, pour ce qui touche au forceps, Harajewicz, de Cracovie, et Zweifel, de Leipzig, se sont chargés, à leur grand dommage, de la démonstration clinique (3).

J'ai rapporté tout au long ces 2 observations dans la brochure que je vais vous remettre et vous verrez que, du fait de la symphyséotomie incomplète, 2 morts viennent s'ajouter aux 3 indépendantes de l'intervention et aux 9 causées par l'application de forceps précédant la section pubienne, ce qui fait déjà 14 *morts sur 20 dont la combinaison symphyséotomie-forceps ne peut être considérée comme responsable.*

Restent donc 6 morts pour lesquelles seules peut se poser la question de responsabilité de la symphyséotomie.

Vous trouverez 4 de ces observations aux pages 297 à 303 de ma brochure et vous verrez que la mort du fœtus est due à la non-observation de ce précepte élaboré au laboratoire de Farabeuf et formulé par Pinard dès le 15 février 1892, à la suite de son premier échec : « Je ne m'arrêterais qu'après avoir pu passer à l'aise le doigt entre les pubis dans toute leur hauteur. Et même je voudrais alors, avant toute tentative obstétricale, m'assurer, en provoquant une prudente abduction des cuisses, que la section est complète, qu'il ne reste rien en avant dont le fœtus ait à triompher par la violence et au péril de sa vie, c'est-à-dire que les pubis peuvent s'écarter de 4 à 6 centim. » Et Farabeuf résume l'opération en ces 2 temps : 1° *symphyséotomie* ; 2° *double symphyséoclasie postérieure.*

En résumé, la symphyséotomie donnera les succès sans mélanges que l'on est en droit d'attendre d'elle, à ces conditions

(1) *Arbeiten aus der königl. Frauenklinik in Dresden*, t. I, p. 384. Leipzig 1893.

(2) *Loc. cit.*

(3) Voyez *Ann. de gyn.*, t. XXXIX, p. 287 et 293.

seulement *qu'elle sera faite d'emblée,* qu'elle sera complète, que l'écartement provoqué préalable à l'emploi du forceps sera celui que le calcul aura démontré nécessaire et possible, que la traction du forceps, régulièrement appliqué sur la tête maintenue en transversale, sera dirigée aussi en arrière que possible, ce que permet seul le forceps à traction axile. »

Et M. Pinard disait à son tour (1) :

« Dans les 18 mois qui viennent de s'écouler, j'ai pratiqué beaucoup moins d'accouchements provoqués, j'ai fait beaucoup moins d'applications de forceps, je n'ai pas pratiqué en 1892 une seule embryotomie volontaire sur un enfant vivant. Et je n'ai pas assez pratiqué de symphyséotomies.

J'aurais dû en pratiquer ou en faire pratiquer davantage et j'espère vous faire partager mon opinion.

En effet j'ai eu à lutter, depuis le 4 février 1892, contre 31 bassins où il y avait une notable disproportion entre la tête fœtale et la filière pelvienne.

Dans 10 cas, obéissant aux indications anciennes, j'ai fait ou fait faire des applications de forceps.

Résultat : 10 femmes guéries ;
6 enfants vivants ;
4 enfants morts.

D'un autre côté, obéissant aux indications nouvelles :

Dans 19 cas la symphyséotomie a été pratiquée.

Résultats définitifs : 19 femmes guéries ;
16 enfants vivants.

Dans un cas de bassin oblique ovalaire, j'ai pratiqué l'ischio-pubiotomie. Résultat : 1 femme guérie, 1 enfant vivant.

Enfin dans un bassin mesurant 5 centim. au détroit inférieur, avec double ankylose sacro-iliaque et coxo-fémorale, j'ai pratiqué la section césarienne suivie de l'amputation utéro-ovarique (opération de Porro).

Résultat : 1 femme guérie ;
1 enfant vivant.

En résumé : 21 femmes opérées, 21 guéries ;
21 enfants extraits vivants, 18 vivants aujourd'hui.

(1) *Ann. de gyn.*, t. XXXIX, p. 373.

Et je rappelle que 16 de ces femmes avaient eu antérieurement 30 grossesses s'étant terminées :

8 par basiotripsie;

9 par application de forceps;

2 par version ;

11 par accouchement prématuré provoqué, suivi ou non d'opération, et que ces 30 grossesses, en somme, ont abouti à la naissance de deux enfants qui ont vécu.

Comparant ce passé : 30 grossesses = 2 enfants vivants, avec ce présent : 21 grossesses = 18 enfants vivants, il n'y a pas à hésiter, je crois. »

Ainsi voilà qui est fait : l'*application de forceps au détroit supérieur, sans symphyséotomie préalable, est condamnée en principe.*

Reste l'*accouchement provoqué.*

Dans la même séance de la Société obstétricale, à une question de M. Bar à MM. Pinard et Varnier : «Rejetez-vous l'accouchement prématuré de parti pris? »

M. Varnier répond (1) :

« M. Bar nous demande si nous rejetons d'emblée l'accouchement prématuré. Je répondrai à cette question (M. Pinard répondra aux autres) : dans la statistique que vous avez en mains, je vois, à la date du 29 mai 1892, que M. Pinard a opéré une femme ayant un diamètre promonto-sous-pubien de 93 millim., et j'ai pris soin de mettre entre parenthèses : « L'auteur, appelé à examiner cette femme au 7e mois 1/2, a décidé de la laisser aller à terme et de pratiquer d'emblée la symphyséotomie à la dilatation complète. » Ce qui vous montre que déjà à cette époque M. Pinard avait presque renoncé à la combinaison de l'accouchement prématuré provoqué et de la symphyséotomie, et qu'il marchait vers la symphyséotomie remplaçant toutes les opérations obstétricales appliquées auparavant au traitement des bassins viciés.

M. Bar. — Nous nous entendons bien à cet égard : quand une femme

(1) *Ann. de gynéc.*, t. XXXIX, p. 376.

enceinte avec bassin rétréci se présente chez vous, votre tendance actuelle est de rejeter l'accouchement prématuré pour attendre et faire la symphyséotomie ?

Et M. Varnier de répondre : — Oui, à moins que l'accouchement ne se termine spontanément (1).

Pour la version, je vous répondrai : quand une femme à bassin rétréci est en travail, nous nous arrangeons de façon à avoir une présentation du sommet.

Nous la laissons alors aller plus longtemps que jadis. Il n'y a pas longtemps, nous intervenions de bonne heure parce que nous pensions que la prolongation du travail pourrait amoindrir la vitalité de l'enfant et que, si nous avions à faire ultérieurement une opération, forceps ou version, nous avions beaucoup moins de chances d'avoir un enfant vivant. Maintenant que nous sommes absolument sûrs, avec la section pubienne, alors que les contractions utérines se seront montrées impuissantes à engager la tête, de pouvoir supprimer l'obstacle, nous ne pratiquerons plus de version, nous ne ferons plus de forceps, nous ferons la section pubienne. »

Et M. Pinard ajoute :

« Je n'ai qu'un seul mot à ajouter à propos des indications de l'accouchement prématuré.

M. Varnier vous a parlé d'une femme chez laquelle le diamètre promonto-sous-pubien mesurait 93 millim. Vous pouvez évaluer, à quelque chose près, l'étendue du diamètre promonto-pubien minimum ; c'est donc un bassin considérablement rétréci ; et vous voyez que, dans ce cas, de parti pris et de la façon la plus nette, j'ai renoncé à provoquer l'accouchement. Mais il est bien entendu que, quand le rétrécissement sera plus accusé et qu'il me sera démontré par le calcul, étant donné l'agrandissement du bassin sur lequel scientifiquement je dois compter d'une part, et les dimensions de la tête d'autre part, quand il me sera démontré, dis-je, que la tête ne passerait pas à terme, dans les rétrécissements extrêmes par conséquent, mais seulement dans ces cas-là, j'aurai recours à l'accouchement provoqué combiné à la symphyséotomie. Or, il faut bien le dire, nous ne rencontrons ces cas que très rarement dans nos services (2).

(1) Voyez plus loin les observations de la série B.

(2) En 10 ans, à Lariboisière et à Baudelocque, M. Pinard n'a vu que 3 de ces

En second lieu, quant à la version, il est entendu, une fois pour toutes chez nous, que dans tous les rétrécissements du bassin, à moins d'une présentation de l'épaule ou du siège irréductibles, nous faisons tous nos efforts pour avoir une présentation du sommet, et j'ai été très net sur ce point, Varnier également. La version ne sera chez nous qu'une opération de nécessité, jamais une opération de choix. Il peut se faire qu'une circonstance quelconque m'oblige à faire la version. Mais, je le répète, étant donné ce que je sais, à l'heure actuelle, les grandes lignes qui seront dès maintenant suivies par moi-même et mes collaborateurs sont celles que nous avons exposées plus haut. »

Résultats.

Faisons les comptes de ces deux années.

Combien a coûté de vies maternelles et fœtales la méthode, *en cours d'évolution*, dont nous venons d'exposer les grandes lignes ?

De janvier 1892 à octobre 1893, M. Pinard a eu à traiter 72 cas de bassins viciés justiciables d'une intervention.

Ces 72 cas, justiciables d'une intervention, comprennent :

a) 26 cas où la symphyséotomie (ou l'ischio-pubiotomie) a dû être pratiquée, soit d'*emblée*, l'accouchement provoqué ou l'application de forceps au détroit supérieur ayant été éliminés de parti pris ; soit par nécessité pour terminer un *accouchement prématuré provoqué* non suivi d'expulsion spontanée ; *soit consécutivement à l'emploi infructueux du forceps ;*

b) 18 cas où l'on a employé seuls soit l'accouchement prématuré provoqué, soit l'application de forceps au

rétrécissements extrêmes dont un seul serait actuellement justiciable de la combinaison en question.

détroit supérieur, ces interventions ayant été jugées, par diverses personnes encore imbues des anciennes pratiques, capables d'aboutir à l'expulsion ou à l'extraction du fœtus vivant ;

c) 28 cas où, bien qu'il y eût d'après la pratique d'il y a 2 ans, indication à l'accouchement prématuré provoqué et possibilité d'y recourir, on y a renoncé de parti pris, se réservant d'intervenir par la symphyséotomie au cas où le travail spontanément déclaré n'aboutirait pas à l'expulsion dans un délai tolérable pour l'enfant.

Sur ces 72 cas, dont nous rapportons plus loin les observations et qui se partagent en catégories bien différentes, nous comptons en bloc :

Enfants sortis vivants et bien vivants 61 (1 acc[t] gémellaire);
» morts 12 ;

Mères mortes : 1 (après symphyséotomie).

C'est à dire que la mortalité *totale*, non expurgée, de cette combinaison des anciennes pratiques et des essais de la nouvelle méthode *en cours d'évolution* appliquée au traitement des bassins viciés, de janvier 1892 à octobre 1893, se solde par les chiffres suivants :

Mortalité fœtale............ 16,7 p. 100
Mortalité maternelle........ 1,39 p. 100

Comparaison des résultats fournis par la méthode classique, de 1883 à 1892, et par la méthode nouvelle, en cours d'évolution, de janvier 1892 à octobre 1893.

Tandis que la mortalité expurgée des enfants pour la première période atteignait **37,3** p. 100 et la mortalité maternelle également expurgée **2,8** p. 100, la mortalité totale, non expurgée, des enfants pour la seconde est de **16,7** p. 100 et la mortalité maternelle non expurgée de **1,39** p. 100.

Rappelons que, pendant l'année 1891, la dernière de la première période, il y avait eu pour 66 cas, dont 33 accouchements provoqués, 9 forceps au détroit supérieur, 2 basiotripsies sur l'enfant vivant, 1 opération césarienne à indication relative : 20 enfants morts et 2 mères (1 accouchement provoqué, 1 césarienne).

Conclusion. — Le gain sur la mortalité des enfants, sans risques plus grands pour les mères, est tel qu'il n'y a pas à discuter les bienfaits dès aujourd'hui apportés à ce point de vue capital par la symphyséotomie, qui pourtant n'est encore qu'à ses débuts et n'a pas toujours été rigoureusement appliquée.

La supériorité de la méthode actuellement préconisée par L.-H. Farabeuf, Pinard et Varnier sur la méthode classique va ressortir plus évidente encore de l'analyse des cas jusqu'ici envisagés en bloc.

Il faut bien observer, en effet, que le chiffre ci-dessus de mortalité fœtale n'exprime pas les résultats de la méthode telle que nous la formulons actuellement, après apprentissage : « Abandon complet de l'accouchement provoqué ; abandon complet de la version et du forceps avant symphyséotomie ; *a fortiori* : abandon complet de la basiotripsie sur l'enfant vivant et de l'opération césarienne à indication relative. — Symphyséotomie d'emblée quand la tête ne s'engage pas dans un bassin vicié, au cours du travail spontanément déclaré. »

Ce chiffre exprime les résultats de la période de tâtonnements, d'apprentissage, de transition pendant laquelle, par un reste des habitudes antérieures, les procédés de la méthode classique ont été combinés à la méthode nouvelle dont ils ont singulièrement alourdi le passif.

Il est donc nécessaire, pour juger la méthode actuellement préconisée, de séparer nos 72 cas en 2 catégories ou séries :

Série A. — Cas dans lesquels cette méthode nouvelle n'a pas été suivie.

Série B. — Cas dans lesquels elle l'a été.

Série A.

ANCIENNE MÉTHODE PURE OU COMBINÉE

Cette série comprend :

1° — 5 cas dans lesquels l'accouchement provoqué a été combiné à la symphyséotomie (nos 1, 3, 4, 6, 7 de la statistique de Pinard, observations publiées) (1).

(1) Voyez plus loin, pages 65 à 67, observ. 1, 2, 3, 4, 5.

2° — 6 cas dans lesquels la symphyséotomie a été pratiquée sans combinaison avec l'accouchement provoqué, mais après une ou plusieurs tentatives de forceps restées infructueuses (nos 2, 8, 10, 11, 17, 18 de la statistique de Pinard, observations publiées) (1).

3° — 18 cas dans lesquels, avant de recourir à la symphyséotomie, on a tenté de terminer l'accouchement par une application de forceps au détroit supérieur, opération qui a permis d'extraire l'enfant vivant ou mort (voyez plus loin (2) les observations 88, 301, 372, 536, 581, 706, 720, 812, 1048, 1090, 1617, 1673, de 1892, et 297, 344, 600, 607, 611, 639, de 1893). Dans 3 de ces cas on avait provoqué l'accouchement d'après les indications classiques.

En tout *29 cas avec 9 enfants morts.*

Soit : Mortalité fœtale .... 32, 2 p. 100

Causes de la mort pour les 9 enfants.

1) (1re symphyséotomie). — Symphyséotomie incomplète, d'où fracture du crâne par la manœuvre de Champetier (obs. 1, p. 65).

2) (4e symphyséotomie). — Accouchement prématuré artificiel d'où, en dépit de la symphyséotomie, mort par faiblesse congénitale (obs. 3, p. 66).

3, 4, 5, 6, 7, 8, 9). — Observations 12, 16, 17, 22 (de 1892) ; 25, 26, 29 (de 1893). Enfants extraits morts ou mourants, tués par l'application de forceps au détroit supérieur qu'on avait tentée avant de

(1) Voyez plus loin, pages 67 à 69, observ. 6, 7, 8, 9, 10, 11.

(2) Pages 69 à 82, observ. 12 à 30.

recourir à la symphyséotomie et qui malheureusement a réussi, si l'on peut appeler réussite l'extraction d'un enfant mort.

Comme le montre le tableau ci-dessus, et comme le montrera mieux encore la lecture des observations qui suivent, 8 de ces 9 enfants n'ont rien à reprocher à la symphyséotomie. Ce sont des victimes de l'ancienne méthode, victimes de l'accouchement provoqué, victimes du forceps au détroit supérieur, qui plaident avec nous pour la méthode nouvelle et prouvent la nécessité d'abandonner et l'accouchement provoqué et le forceps actuel au détroit supérieur. C'est par eux en effet que la mortalité infantile de la période de transition est portée au chiffre de :

30 p. 100.

. . . .

Série B.

EXPECTATION. — COMPTANT SUR LA RESSOURCE DE LA SYMPHYSÉOTOMIE

Cette série comprend :

1° 15 cas dans lesquels la symphyséotomie a été pratiquée sans combinaison avec l'accouchement provoqué et sans tentative préalable avec le forceps (nos 5, 9, 12, 13, 14, 15, 16, 19, 20 de la statistique de Pinard, observations publiées) ; 1 ischio-pubiotomie (publiée) et 5 observations inédites rapportées plus loin (722, 863, 1071, 1203, 1322 de 1893) (1).

(1) Voyez plus loin, pages 82 à 95, observ. 30 à 45.

2° 26 cas dans lesquels, bien qu'il y eût indication classique, et possibilité de pratiquer l'accouchement prématuré provoqué, l'accouchement s'est terminé spontanément à la suite d'un travail spontané par l'expulsion d'un enfant vivant (1).

3° 2 cas dans lesquels on a de parti pris, comme dans les précédents, renoncé à l'accouchement provoqué, se réservant d'intervenir au besoin par la symphyséotomie et qui se sont terminés l'un par l'expulsion spontanée d'un enfant mourant, l'autre par une basiotripsie, l'enfant étant mort d'une procidence du cordon méconnue (2).

En tout, 43 *cas avec* 3 *enfants morts.*

Causes de la mort pour les 3 *enfants.*

1) (13e symphyséotomie, 1re de Potocki). — Symphyséotomie incomplète et application oblique de forceps, d'où fracture du crâne (obs. 33, p. 83).

2) (Observation 627 de 1893). — On n'a pas provoqué l'accouchement, bien que le promonto-sous-pubien mesurât 98 et que, lors d'un accouchement antérieur, on eût dû pratiquer la basiotripsie (malgré, il est vrai, la provocation prématurée du travail).

Le fœtus a succombé au cours du travail, alors que la dilatation était grande comme 5 fr., la poche des eaux intacte. La cause de la mort est un procubitus du cordon que trahissaient depuis longtemps les modifications des bruits du cœur, lorsqu'il fut reconnu par le toucher manuel trop tardivement pratiqué.

(1) Voyez p. 95 à 120, observ. 45 à 71.

(2) Voy. p. 120 à 124, observ. 71 et 72.

L'accouchement fut terminé par basiotripsie ; six applications de l'instrument furent nécessaires (obs. 72, p. 122).

3) (Observation 128 de 1893). — On n'a pas provoqué l'accouchement, bien que le promonto-sous-pubien mesurât 105, qu'un premier enfant de 3,020 gr. fût mort pendant le travail et que l'accouchement provoqué lors d'une seconde grossesse eût donné une fille vivante de 2,240 gr., actuellement vivante.

Quoique cette fois l'enfant pesât 3,300 gr. après avoir rendu son méconium, la tête, dont le bipariétal mesurait 91 millim., *s'engagea spontanément* après la rupture des membranes.

Bien que le liquide amniotique fût vert et épais, comme les battements du cœur étaient bons, on crut pouvoir ne pas prévenir M. Pinard et attendre l'expulsion spontanée qui eut lieu deux heures après la dilatation complète.

L'enfant, en état de mort apparente, succomba une demi-heure après l'accouchement.

On est en droit de se demander s'il aurait succombé au cas où l'on eût fait, 2 heures plus tôt, sur la tête *engagée*, une application de forceps basse que semblaient indiquer les signes de souffrance du fœtus (obs. 71, p. 120).

Pour tout lecteur impartial, ces trois cas de mort doivent être imputés à des causes indépendantes de la méthode actuelle ; mais comme elles sont la conséquence de fautes commises dans son application, nous les portons à son passif. Les partisans de l'accouchement prématuré provoqué pourraient objecter en effet (au moins pour le premier et le troisième cas) que si l'on eût eu recours à l'accouchement provoqué on aurait eu des chances d'avoir les enfants vivants, — à condition que l'accouchement n'eût été provoqué ni trop tôt ni trop tard, et qu'il ne se fût pas produit de procidence.

De telle sorte que nous obtenons, en fin de compte :

Mortalité fœtale totale...... 7 p. 100 (1)

Résumé et conclusion.

	MORTALITÉ FŒTALE	MORTALITÉ MATERNELLE
Méthode classique......	37,3 0/0	2,8 0/0
Méthode en cours d'évolution................	16,7 0/0	1,39 0/0

Pour les enfants.

Série A : Combinaison empirique.......	32,2 0/0
Série B : Méthode nouvelle............	7 0/0

(1) La mort de la mère, dans la 20e symphyséotomie, qui appartient à cette catégorie B, est, sans discussion possible, à mettre au passif de la méthode. Mais il est évident, d'une part, qu'elle n'a rien à voir avec l'abandon de l'accouchement provoqué, puisque cette femme a été amenée à la Clinique en travail; d'autre part, que ce n'est pas parce qu'on s'est abstenu de faire avant la symphyséotomie, une application de forceps au détroit supérieur, que l'état de la parturiente s'est trouvé aggravé. Il n'y a donc pas lieu d'opposer la mortalité maternelle nulle de la combinaison empirique à la mortalité de 1 sur 43 de la méthode nouvelle sans combinaison.

OBSERVATIONS

SÉRIE A

1° — Cinq cas dans lesquels l'accouchement prématuré provoqué a été combiné a la symphyséotomie.

Obs. 1. — (1re Symphyséotomie) (1).

4 février 1892. — Secondipare; 1er *accouchement,* embryotomie rachidienne et basiotripsie.

Promonto-sous-pubien 97. Présentation du siège.

Accouchement prématuré provoqué. Symphyséotomie d'emblée à la dilatation complète; symphyséotomie incomplète. Écartement primitif 10 millim. Extraction par les pieds et manœuvre de Champetier de Ribes pénible. Écartement secondaire non mesuré. Mère guérie, levée le 21e jour. Revue en décembre ; état parfait. Va très bien en novembre 93; employée dans un magasin de nouveautés.

Enfant en état de mort apparente, rapidement ranimé. Mort le 3e jour. Fracture du pariétal postérieur. (Symphyséotomie incomplète.)

Obs. 2. — (3e Symphyséotomie.)

23 mars 1892. — IVpare. 1er *accouchement* à terme artificiel, enfant mort-né ; 2e *provoqué* à 8 mois, enfant mort le 3e jour ; 3e accouchement à *terme*, forceps, enfant vivant de 3,220 gr. ; bipariétal 7; mort le 15e jour.

Promonto-sous-pubien 90. O.I.G.T. *Accouchement prématuré provoqué.*

Une heure après la dilatation complète, la tête ne s'engageant pas, 3 *applications infructueuses de forceps.* Symphyséotomie complète. Écartement primitif 48 millim. Forceps, extraction très facile. Écar-

(1) Nous ne donnons qu'un résumé de ces observations qui ont été publiées in *Ann. de gynécol.*, 15 décembre 1892.

tement secondaire 65 millim. Mère guérie ; levée le 29e jour. Revue en décembre 1893, état parfait. Enfant de 2,730 gr., bipariétal 97, en état de mort apparente, ranimé. Sorti vivant pesant 3,000 gr. Cet enfant est actuellement vivant (novembre 1893), mais il est *hydrocéphale* (1).

Obs. 3. — (4e Symphyséotomie.)

3 mai 1892. — IVpare. *1er accouchement*, embryotomie : *2e provoqué* à 8 mois, version, fille de 2,400 gr. en état de mort apparente, morte le lendemain ; *3e provoqué* à 8 mois, basiotripsie.

Promonto-sous-pubien 98. O.I.G.T. *Accouchement prématuré artificiel.* Symphyséotomie d'emblée et complète à la dilatation complète. Écartement primitif 30 millim. Forceps, extraction très facile. Ecartement secondaire 40 millim. Mère guérie, levée le 26e jour ; revue en décembre, état parfait ; revue en avril ; revue en octobre 1893 (enceinte), sans relâchement des symphyses.

Enfant de 2,130 gr., bipariétal 82 ; en état de mort apparente, ranimé en 2 minutes, chétif, mort le 3e jour pesant 1,950 gr. Pas de lésions du crâne. Faiblesse congénitale (accouchement trop prématuré).

Obs. 4. — (6e Symphyséotomie.)

29 juin 1892. — Primipare. Promonto-sous-pubien 90. O.I.G.T. *Accouchement prématuré artificiel :* Symphyséotomie d'emblée et complète, à la dilatation complète. Écartement primitif 35 millim. Forceps. Extraction facile. Écartement secondaire 62 millim. Mère guérie ; se lève le 20e jour. Enfant de 2,720 gr. ; bipariétal 94, vivant, sorti vivant pesant 4,000 gr. (vivant actuellement, novembre 1893).

Obs. 5. — (7e Symphyséotomie.)

7 juillet 1892. — Primipare. Promonto-sous-pubien 104. O.I.G.T. *Accouchement prématuré artificiel.* Symphyséotomie d'emblée et complète à la dilatation complète. Écartement primitif 10 millim. Forceps. Extraction difficile ; 2 applications furent nécessaires. Écartement secondaire 50 millim. Mère guérie ; se lève le 24e jour.

(1) Notez que c'est le seul cas de symphyséotomie où l'on ait eu recours au préalable à 3 applications de forceps *de force*.

Revue en décembre, état parfait. Infirmière à Baudelocque en 1893. Enfant vivant de 3,300 gr. bipariétal 100.; Vivant à la sortie, 4,340 gr. Mis en nourrice par l'assistance publique ; mort 1 mois après sa sortie. On ne l'a su qu'un an après.

2° — SIX CAS DANS LESQUELS LA SYMPHYSÉOTOMIE A ÉTÉ PRATIQUÉE SANS COMBINAISON AVEC L'ACCOUCHEMENT PROVOQUÉ, MAIS APRÈS UNE OU PLUSIEURS TENTATIVES DE FORCEPS RESTÉES INFRUCTUEUSES (1).

OBS. 6. — (2e Symphyséotomie.)

22 février 1892. — Primipare. Bassin aplati, promontoire accessible, O.I.G. T. Pas d'engagement 3 heures après la dilatation complète. *Deux applications infructueuses de forceps au détroit supérieur.* Symphyséotomie complète. Écartement primitif 30 millim. Forceps, extraction très facile. Ecartement secondaire 61 millim. Mère guérie, levée le 33e jour ; revue en décembre 1893, état parfait. Enfant de 4,630 gr. Bipariétal 93, vivant à la sortie 5,970 gr., vivant actuellement (novembre 1893).

(Cette femme s'est présentée à la Clinique en travail.)

OBS. 7. — (8e Symphyséotomie.)

30 juillet 1892. — Secondipare. 1er *accouchement* à terme spontané, enfant vivant.

Promonto-sous-pubien 97, O.I.G.T ; pas de tendance à l'engagement, à la dilatation complète ; liquide amniotique vert ; bruits du cœur modifiés. *Une application infructueuse de forceps.* Symphyséotomie complète. Écartement primitif, 26 millim. Forceps, extraction facile. Ecartement secondaire, 50 millim. Mère guérie, se lève le 30e jour. Revue en décembre 1892, état parfait. Enfant de 4,000 gr. Bipariétal 95 ; en état de mort apparente, insufflé, ranimé 10 minutes après. Vivant à la sortie, 4,090 gr.

(Cette femme s'était présentée à la Clinique en travail.)

OBS. 8. — (10e Symphyséotomie.)

1er octobre 1892. — Secondipare. 1er *accouchement*, gémellaire. Extraction par les pieds, enfants vivants 2,300 et 1,980 gr., morts, l'un 14 jours, l'autre 4 mois après.

(1) Nous ne donnons qu'un résumé de ces observations qui ont été publiées in *Ann. de gynécologie*, 15 décembre 1892 et 15 avril 1893.

Promonto-sous-pubien 100. O.I.G.T. Travail lent; pas de tendance à l'engagement après dilatation complète. *Deux applications infructueuses de forceps, prudentes.* Symphyséotomie complète, écartement primitif 30 millim. Forceps, extraction facile, écartement secondaire 45 millim. Mère guérie, se lève le 19e jour ; revue le 7 décembre 39. État parfait. Enfant de 3,220 gr. Bipariétal 90, vivant. Poids à la sortie 3,420 gr., vivant actuellement.

(Cette femme était à la Clinique depuis 17 jours quand le travail a débuté spontanément.)

Obs. 9. — (11e Symphyséotomie.)

6 octobre 1892. — Secondipare. *1er accouchement* à terme, forceps, enfant mort le 27e jour.

Promonto-sous-pubien 100. O.I.G.T. Pas de tendance à l'engagement à la dilatation complète. *Une application de forceps infructueuse.* Pas d'engagement 11 heures après. Symphyséotomie complète. Écartement primitif 30 millim. Forceps, extraction facile ; écartement secondaire 58 millim. Mère guérie, se lève le 23e jour. Enfant 3,750 gr. Bipariétal 84. En état de mort apparente, rapidement ranimé, vivant à la sortie, 4,840 gr. Revus en avril 93.

(Cette femme était à la Clinique depuis le 14 juillet.)

Obs. 10. — (17e Symphyséotomie.)

6 février 1893. — Primipare. Promontoire accessible. O.I.G.T. Femme amenée par une sage-femme et un médecin à la dilatation comme 5 francs ; disproportion ; deux heures après dilatation complète ; *forceps au détroit supérieur* ; 6 minutes de tractions sans résultat. Symphyséotomie complète ; écartement primitif 35 millim., forceps, extraction facile. Écartement secondaire 50 millim. Mère guérie, se lève le 24e jour ; revue le 7 décembre 93 ; enfant de 2,950 gr., bipariétal 92 millim., a crié de suite, vivant à la sortie, 3,020 gr. Mis en nourrice au biberon, à la campagne, mort à 7 mois.

Obs. 11. — (18e Symphyséotomie.)

19 mars 1893. Secondipare. *1er accouchement* à terme, forceps après 44 heures de travail, enfant vivant, 3,000 gr. Promontoire accessible O.I.D.T. *Tentative infructueuse d'extraction par le forceps,* tractions pendant 8 minutes. Symphyséotomie complète, écartement

primitif 50 millim., forceps, extraction facile ; écartement secondaire 55 millim. Mère guérie, revue le 7 décembre 1893. Enfant 3,900 gr., bipariétal 96 millim., criant de suite, vivant à la sortie, actuellement vivant.

(Cette femme était à la Clinique depuis le 7 février.)

3° — DIX-HUIT CAS DANS LESQUELS, AVANT DE RECOURIR A LA SYMPHYSÉOTOMIE, ON A TENTÉ DE TERMINER L'ACCOUCHEMENT PAR UNE APPLICATION DE FORCEPS AU DÉTROIT SUPÉRIEUR, OPÉRATION QUI A PERMIS D'EXTRAIRE L'ENFANT.

OBS. 12. — (88 de 1892.)

Primipare. D. R vers le 28 mai 1891. Entrée à la Clinique le 20 janvier, en travail.

Luxation coxo-fémorale double. Bassin symétrique. Promontoire accessible à deux doigts. Bassin en antéversion.

Enfant vivant, présentant le sommet en O.I.G.T, non engagé.

Après 12 heures de travail et 3 h. 1/2 après la dilatation complète application de forceps au détroit supérieur.

Tractions ; au moment où l'on va renoncer on perçoit un craquement et la tête s'engage.

Enfant de 3,180 gr. en état de mort apparente, ranimé après 3 heures d'insufflation, mais mort 24 heures après de convulsions (22 janvier 10 heures soir).

Diam. : O.M. 142 Bip. 90
O.F. 124 Bit. 78
S.O.B. 87

Autopsie, faite par M. Varnier : pas de fracture du crâne ; hémorhagie méningée ; tête non gardée.

Suites de couches. — 38°,2 et 38°,4 les 1er et 2e jours.

OBS. 13. — (301 de 1892.)

Primipare de 21 ans. D. R. du 12 au 15 mai ; entrée le 5 mars, en travail.

Diam. pr.-s.-p. 110. O.I.G.T.

Après 37 heures de travail, 13 heures après la rupture des membranes (liquide vert), forceps par M. Pinard sur O.I.G.T non engagée.

La tête ne faisait aucun progrès, bosse séro-sanguine volumineuse. Extraction facile.

Enfant de 3.210 gr. ; étonné ; rapidement ranimé.

Diam. : O.M. 142 Bip. 92
O.F. 122 Bit. 80
S.O.B. 90

Vivant à la sortie le 10e jour, 3,470 gr.

Suites de couches normales.

Obs. 14. — (372 de 1892.)

Primipare de 26 ans. D. R. du 10 au 14 juin; entrée à la Clinique en travail le 19 mars 1892.

Bassin petit, non mesuré. O.I.G.T.

Après 39 h. 45 de travail, on rompt les membranes. La dilatation est incomplète, mais l'orifice dilatable. Liquide vert.

Forceps au détroit supérieur par M. Pinard.

Enfant vivant de 3.650 gr.

Diam. : O.M. 136 Bip. 87
O.F. 126 Bit. 79
S.O.B. 94

Poids à la sortie le 14e jour, 3,600 gr.

38°,3 et 38°,8 les 4e et 5e jours.

Obs. 15. — (536 de 1892.)

Primipare. D, R. du 13 au 17 juillet. Bassin de 92. *Accouchement provoqué.* Entrée à la Clinique le 11 avril 1892.

Pr.-s.-p. 107.

Enfant vivant, présentant le sommet non engagé en D.T.

Provocation de l'accouchement à l'aide du ballon Champetier, à 10 h. 1/2 du matin, le 19 avril; rupture des membranes, procidence du cordon. Réduction manuelle. Réintroduction du ballon gonflé avec 500 gr.

Dilatation complète à 2 h. 30 du soir, le 19 avril extraction du ballon, derrière lequel sort une anse de cordon que rétropulse M. Lepage. . . . .

A 2 h. 35, extraction par le forceps au détroit supérieur d'un garçon vivant de 3,070 gr.

Diam. :	O.M. 122	Bip. 90
	O,F. 110	Bit. 80
	S.O.B. 100	

Poids à la sortie le 10e jour, 3,030 gr.
Suites de couches apyrétiques.

Obs. 16. — (581 de 1892.)

Primipare de 28 ans. D. R. du 24 au 28 août. Entrée à la Clinique le 27 avril, à 7 heures du matin, en travail.

D. R. du 15 au 26 août. Albuminurie. Bassin canaliculé.

Début du travail le 26 avril, à 6 heures du matin. Rupture des membranes artificielle, à 8 heures du soir, par une sage-femme; dans la journée du 27, pas d'engagement de la partie fœtale. Utérus tétanisé. Orifice utérin dilaté comme une paume de main ; bruits du cœur très modifiés. Application de forceps au détroit supérieur, par M. Lepage, avec tractions pendant 10 minutes, de 1 h. 55 à 2 h. 5 de l'après-midi. La tête ne s'engage pas. A 2 h. 50, M. Pinard examine la femme, constate la mort du fœtus et pratique la basiotripsie.

Garçon pesant 3,030 gr. sans substance cérébrale. Délivrance naturelle 3/4 d'heure après.

Suites de couches physiologiques.

Obs. 17. — (706 de 1892.)

Primipare.

D. R. du 25 au 30 août. Entrée à la Clinique le 19 mai.

Bassin asymétrique, aplati à gauche. Coxalgie gauche suppurée à 12 ans. On n'atteint pas le promontoire.

Enfant vivant, présentant le sommet non engagé en G.T.

Accouchement provoqué. — Ballon Tarnier, à midi, le 20 mai, expulsé dans la nuit; ballon Champetier à 11 h. 12 du matin, le 21.

Dilatation complète à 2 h. 10 du soir le 21 ; rupture artificielle des membranes. Procidence d'une main ; rétropulsion par M. Varnier.

Extraction à 5 h. 15 du soir, par le forceps, après rotation, d'un garçon de 3,320 gr., mort quelques heures après sa naissance (enfoncement et fracture du pariétal antérieur).

Diam. : O.M. 148 Bipariétal 96
O.F. 136 Bitemporal 75

Suites de couches normales.

OBS. 18. — (720 de 1892.)

Secondipare de 20 ans. D. R. du 8 au 10 août; entrée à la Clinique le 8 mai.

Premier accouchement normal en 1890; enfant mort à 9 mois de méningite tuberculeuse.

Pr.-s.-p. 108.

Enfant vivant, présentant le sommet non engagé en O.I.G.T.

Début du travail, le 23 mai, à 11 h. 1/2 du matin.

Après 21 heures de travail, 9 heures après la dilatation complète et la rupture des membranes, forceps au détroit supérieur.

Enfant vivant de 4,040 gr., en état de mort apparente, avec une dépression profonde du pariétal antérieur; ranimé, crie quelques minutes après la naissance.

Diam. : O.M. 160 S.O.F. 125
O.F. 130 Bip. 100
S.O.B. 105 Bit. 90

Poids à la sortie, le 10e jour, 4,500 gr.

Suites de couches apyrétiques.

OBS. 19. — (812 de 1892.)

Secondipare de 28 ans. D.R. du 27 au 30 août. Entrée à la Clinique le 2 juin.

1er accouchement normal en 1890, après 9 heures de travail. Enfant vivant.

P.-s.-p. 103. O.I.D.T, non engagée : Enfant vivant.

Début du travail le 7 juin, à 5 heures du matin.

Après 22 heures de travail et 1 h. 20 après la rupture des membranes, le liquide étant vert et les bruits du cœur modifiés, forceps au détroit supérieur. Extraction difficile.

Enfant de 3,400 gr. en état de mort apparente, ranimé après 20 minutes d'insufflation.

Diam : O.M. 136 S. O.B. 100
O.F. 124 Bipariétal 90

Poids à la sortie le 8e jour, 3,600 gr.

Suites de couches normales.

Obs. 20. — (1048 de 1892.)

Primipare de 20 ans. D.R. du 23 au 26 août. Entrée à la Clinique le 30 avril.

Angle accessible.

O.I.G.T ; 24 heures après le début du travail (17 juillet), 14 heures après la rupture des membranes, le liquide étant vert depuis 5 heures, forceps au détroit supérieur.

Enfant vivant de 3,700 gr.

Diam :	O.M. 140	Bip. 92
	O.F. 128	Bit. 85
	S.O.B. 100	

Poids à la sortie le 10e jour, 3,820 gr.

Suites de couches apyrétiques.

Obs. 21. — (1090 de 1892.)

Primipare de 24 ans. D.R. du 28 octobre au 1er nov. ; entrée à la Clinique le 25 juillet à 9 heures du soir, en travail.

Pr.-s.-p. 102.

O.I.G.T, non engagée.

Après 13 h. 25 de travail et 5 heures de dilatation complète, forceps au détroit supérieur.

Tractions pendant 7 minutes.

Enfant vivant de 2,000 gr.

Diam :	O.M. 129	Bip. 91
	O.F. 109	Bit. 79
	S.O.B. 92	

Poids à la sortie le 9e jour, 2,670 gr.

Suites de couches normales.

Obs. 22. — (1617 de 1892.)

Primipare de 36 ans. D.R. du 21 au 28 janvier. Entrée à la Clinique en travail le 16 novembre à 11 heures du matin.

Pr.-s.-p. 115. Bassin généralement petit, angle très élevé.

O.I.D.T, non engagée.

Après 36 heures de travail, et 17 heures après la rupture des membranes, la dilatation étant stationnaire, le liquide vert, les bruits du cœur accélérés, forceps au détroit supérieur (Lepage). Déchirure complète du périnée et de la paroi postérieure du vagin.

Enfant de 3,020 gr. en état de mort apparente, insufflé, mort 5 heures après.

Diam :	O.M. 127	Bip. 82
	O.F. 114	Bit. 75
	S.O.B. 75	

Fracture du crâne ; la tête est au musée,

Déchirure complète du périnée ; périnéorrhaphie immédiate.

38°,2 et 38°,6 les 3e et 5e jours.

Obs. 23. — (1673 de 1892).

Dernier accouchement provoqué.

Secondipare de 25 ans. Entrée le 28 novembre 1892. D. R. du 16 au 22 février 1892.

1er accouchement à terme ; 2 jours de travail. Présentation de la face. Enfant vivant ; a vécu 9 jours.

A l'entrée. — Enfant vivant, présentant le sommet non engagé en D. T.

Angle accessible à 2 doigts, très élevé. Bassin canaliculé.

M. Pinard décide de provoquer l'accouchement.

30 novembre, 10 h. 1/2 du matin : introduction du petit ballon Champetier, expulsé à 6 heures du soir. Dilatation 2 fr.

6 heures 15, introduction du gros ballon Champetier (480 gr. de liquide). 7 h., dilatation 5 fr. 8 h., on retire le ballon qui est dans le vagin. A ce moment l'orifice revient sur lui-même, le col paraît se reformer.

10 heures, orifice dilatable. Application de forceps par M. Lepage, qui, après avoir fait des tractions soutenues sur la tête, prévient M. Pinard pour juger de l'opportunité d'une symphyséotomie.

Cependant l'engagement se fait peu à peu; et le dégagement se fait à minuit 5.

(L'application de forceps a été faite sur la tête très élevée ; après 10 minutes on a cessé les tractions pour ne pas compromettre la vitalité du fœtus.)

Garçon vivant de 3,500 gr. ; long de 51 centim.

O.M. 135 S.O.F. 113
O.F. 125 Bipar. 93
S.O.B. 100 Bit. 86

Poids à la sortie, le 16e jour, 3,400 gr. Suites de couches apyrétiques.

Obs. 24. — (344 de 1893.)

Primipare de 21 ans. D.R. du 25 au 31 mai ; entrée à la Clinique le 11 mars à 5 h. 30 du matin, en travail.

Enfant vivant, présentant le sommet non engagé en O.I.G.T. Diamètre promonto-sous-pubien 118 (Lepage) ; face antérieure du sacrum accessible. Bassin canaliculé.

A 9 heures 1/2 du matin, M. Lepage, en pratiquant le toucher, trouve la tête défléchie, la fontanelle antérieure accessible, la postérieure non accessible. Col en voie d'effacement.

Au palper on sent le front à droite, l'occiput à gauche plus accessible que le front.

A 10 heures 1/4, l'occiput tend à tourner en avant, la fontanelle antérieure est à droite de la ligne médiane. Chevauchement des os ; col effacé.

A 4 heures du soir on sent toujours la fontanelle antérieure ; à 5 h. 1/2 la fontanelle antérieure tend à remonter à droite et en haut et on arrive sur la fontanelle postérieure très à gauche. La tête se fléchit. Dilatation 1 fr.

A 9 heures du soir dilatation 5 fr. ; tête tout à fait fléchie.

A 10 heures, dilatation paume de main ; la tête est descendue. A 10 h. 3/4 dilatation presque complète. M. Lepage constate un enfoncement très marqué de l'occipital sous les deux pariétaux qui chevauchent peu l'un sur l'autre. La tête n'est pas grosse. Les bruits du cœur sont réguliers (72). On fait préparer le forceps A 10 h. 5 m. on commence à donner à la femme du chloroforme. A 11 h. 55, M. Lepage, en introduisant la main droite pour placer la cuillère gauche, trouve une anse de cordon descendant au-dessous de l'oreille gauche de l'enfant. Les branches du forceps, placées et articulées, le tracteur mis en place, M. Lepage commence à tirer à 11 h. 10. La tête descend ; 3 circulaires serrés. Extraction à 11 h. 16 d'une fille de 3,100 gr. qui crie quelques instants après.

Diam :	O.M. 131	S.O.F. 103
	O.F. 111	Bipar. 92
	S.O.B. 94	Bit. 81

Poids à la sortie le 13e jour, 3,480 gr. Suites de couches apyrétiques.

Obs. 25. — (297 de 1893.)

Secondipare de 32 ans. D. R. du 13 au 18 mai 1892. Apportée à la Clinique le 3 mars 1893 à 9 heures 1/2 du matin ; la dilatation est complète, la poche des eaux rompue depuis 4 heures; cette femme a subi en ville une applications de forceps au-dessus du détroit supérieur.

Cette application fut faite vers 8 heures 1/4 du matin. Cette femme, amenée par l'ambulance urbaine, n'est accompagnée de personne; la sage-femme et le médecin n'envoient aucune note.

Cette femme raconte qu'à 8 mois 1/2 elle tomba de son berceau et que 2 mois après on s'aperçut qu'elle avait une déviation de la colonne vertébrale (cyphose).

En 1890, 1er *accouchement* à terme terminé par le forceps, après 14 heures de travail. Enfant vivant qui vit encore à l'heure actuelle.

A l'examen pratiqué à l'entrée, M. Pinard trouve ceci : enfant vivant, présentant le sommet non engagé en O.I G.T. Bassin rétréci dans tous les diamètres antéro-postérieurs du haut en bas de l'excavation. Il se prépare à pratiquer la symphyséotomie.

Lorsque la femme est endormie et préparée, M. Pinard pratique plus complètement le toucher à l'aide de la main entière et trouve la tête un peu mobile. Il renonce à la symphyséotomie et fait à 10 heures 50 du matin une application de forceps au détroit supérieur. Après des tractions qui durent 4 minutes, il constate que la tête descend un peu. Pour se rendre mieux compte de la progression de la tête, il confie les tractions à M. Lepage qui, au bout de 3 minutes, extrait un garçon de 3,830 gr., long de 53 centim., en état de mort apparente.

Le cœur bat, mais il n'y a pas de mouvements respiratoires. L'insufflation provoque une accélération des bruits du cœur et de rares mouvements inspiratoires convulsifs.

L'insufflation est continuée pendant 1 heure. Mort de l'enfant à 1 heure après midi.

Diam : O.M. 146 S. O.F. 105
O.F. 126 Bipariétal 93
S.O.B. 96 Bitemporal 76

On voit les empreintes de l'application de forceps faite en ville : la cuillère postérieure a laissé une marque très accusée en arrière et au-dessous de l'oreille gauche ; son bec descend à moitié du cou. L'empreinte laissée par la cuillère antérieure est moins profonde; elle siège sur le frontal droit.

La prise faite par M. Pinard est régulière, ainsi qu'en témoignent les éraillures de l'épiderme des deux joues, éraillures surtout marquées à la joue droite.

La tête préparée par Tramond est conservée au musée. Fractures multiples.

Obs. 26. — (600 de 1893.)

Rétrécissement du bassin ; pas d'engagement de la tête. Rupture artificielle des membranes à la dilatation comme 1 fr. pour tétanisation utérine. Lenteur de la dilatation. Dilatation artificielle avec l'écarteur de Tarnier, puis le ballon Champetier. Application du forceps sur la tête au détroit supérieur.

Primipare de 18 ans. D.R. du 15 au 18 juillet.

Entrée à la Clinique le 13 avril.

Enfant vivant, présentant le sommet non engagé en G.T.

Diam. pr.-s.-p. 107.

Les premières douleurs apparaissent le 23 avril a 5 heures du soir.

Ce n'est que le 25 avril à 11 h. 35 du matin qu'on note un début de dilatation. M. Lepage trouve une dilatation lenticulaire.

A 10 heures du soir la dilatation n'est pas plus grande que 1 fr.

A minuit, M. Lepage constate la tétanisation du muscle utérin ; au toucher il trouve une dilatation comme 2 francs. Il remarque à l'extrémité de son doigt retiré une matière noirâtre. Ces constatations le décident à rompre les membranes ; il trouve deux poches d'où s'écoule un liquide sanguinolent.

Le 26 avril à 4 heures du soir, temp. 37°,4.

A 9 h. 50, la dilatation étant comme 1 franc, M. Lepage introduit les branches de l'écarteur Tarnier ; l'orifice se laisse peu dilater.

A 10 heures, l'écarteur est retiré ; on introduit le ballon Champetier qui est gonflé avec 550 gr. de liquide. Occlusion de la vulve au coton iodoformé.

« L'écarteur Tarnier a d'abord été introduit parce que, dans les 24 heures qui ont suivi la rupture des membranes, la tête s'était fortement abaissée et amorcée avec chevauchement des os et que je pensais ainsi, dit M. Lepage, ne pas la déplacer. Le segment inférieur s'est mal laissé distendre : une petite déchirure de l'orifice s'est produite à gauche, donnant lieu à un écoulement sanguin qui a cessé aussitôt après que l'écarteur a été retiré. J'introduis alors un ballon de Champetier qui après avoir été un peu gonflé sort de l'orifice. Je l'introduis une seconde fois plus profondément en le dirigeant vers la gauche ; le ballon est gonflé lentement. La femme a des douleurs, mais la dilatation ne progresse pas.

« A 1 h. 15 le ballon ne descendant pas, je retire 120 gr. de liquide ; 3 fois, je fais des tractions sur le ballon qui se fissure au moment où il est dans le vagin. Parties molles très étroites. Derrière le ballon, la tête s'abaisse, mais l'utérus ne se contracte pas.

Application de forceps en G.T. au-dessus du détroit supérieur ; oreille à droite de l'angle sacro-vertébral. Les tractions font descendre rapidement la tête.

Extraction à 2 h. 15 du matin le 27 avril d'un garçon de 2,600 gr., long de 50 centim.

Diam :	O.M. 135	S.O.F. 115
	O.F. 116	Bip. 90
	S.O.B. 95	Bit. 80

Poids : 1er	jour	2,580	Poids : 7e	jour	2,130
2e	»	2,450	8e	«	2,160
3e	»	2,350	9e	«	2,190
4e	»	2,250	10e	«	2,210
5e	»	2,180	11e	«	2,260
6e	»	2,120	12e	«	2,290

Enfant mort le 10 mai à 5 heures du matin. Pas de fracture du crâne ; pas d'hémorrhagie méningée. A cheval sur la suture lambdoïde un abcès du volume d'une petite noix, sous-périosté. Broncho-pneumonie. Abcès rénal.

OBS. 27. — (687 de 1893.)

Primipare de 21 ans. D.R. du 10 au 12 août.

Entrée à la clinique le 20 mars.

Diam. pr.-s.-p. 100 (M. Pinard).

Enfant vivant, présentant le sommet non engagé en O.I.D.T.

Début du travail le 26 avril à 10 heures du matin, les membranes s'étant rompues à 6 heures du matin; entrée à la salle de travail à 2 heures du soir, la dilatation étant grande comme 50 centimes.

A 8 heures du soir, la dilatation est comme 2 francs.

27 avril : à 9 h. 30 du soir la dilatation est comme 5 francs; les bords de l'orifice minces. Tête non engagée en D.T.

A minuit la dilatation est comme une paume de main. Battements du cœur fœtal, 160.

A 2 heures du matin, M. Lepage constate que la tête est inclinée sur le pariétal antérieur. La fontanelle postérieure est accessible; la bosse séro-sanguine volumineuse.

Dilatation comme une grande paume de main. Battements du cœur fœtal, 132; pouls maternel, 76.

2 h. 1/2, la tête est manifestement fléchie; les pariétaux chevauchent sur l'occipital. Vers 6 heures écoulement d'un peu de sang.

A 6 h. 10, application du ballon Champetier injecté par 480 gr. de liquide.

A 6 h. 40, expulsion du ballon, la tête n'a pas progressé.

A 7 h. 55, M. Pinard fait une application de forceps à la partie supérieure de l'excavation. Tractions commencées à 7 h. 54, terminées à 7 h. 59.

Garçon de 3,170 gr., long de 51 centim., en état de mort apparente.

Diam.	O.M.	134	S.O.F.	102
	O.F.	112	Bipariétal	93
	S.O.B.	92	Bitemporal	76

Désobstruction des voies respiratoires.

Le premier mouvement respiratoire convulsif a lieu à 8 h. 4, le premier cri à 8 h. 8. Le soir l'enfant a des convulsions qui durent toute la nuit et augmentent d'intensité pendant la journée du 29.

Ce n'est que le 1er mai qu'elles cessent; à partir de ce moment l'enfant commence à teter.

Le 11e jour il sort en bon état pesant 2,920 gr.

Suites de couches physiologiques.

— —

Obs. 28. — (611 de 1893.)

Primipare de 33 ans, entrée le 5 avril 1893.

D. R. du 4 au 8 juillet.

Pr.-s.-p. 106.

Enfant vivant, présentant l'épaule. Version par manœuvres externes le 5 avril, et application d'une ceinture.

Début du travail à 8 heures du matin le 28 avril ; entrée à la salle de travail à 10 h. 1/2 du soir le 28.

Début de la dilatation le 29 à 1 heure du matin.

A 8 heures, la dilatation est complète et l'élève de garde diagnostique une droite postérieure. Rupture spontanée des membranes.

A 10 h. 1/2, M. Pinard constate que la rotation n'est pas faite ; il pense qu'une application de forceps sera probablement nécessaire.

A midi 10, la tête ne progressant pas et la femme ne poussant pas, l'externe de garde, M. Bayeux, essaie de faire une application de forceps, mais, bien que la femme soit endormie, il n'introduit pas la main assez profondément pour arriver à l'oreille.

M. Lepage, en introduisant la main gauche, constate que l'oreille est sur la ligne médiane un peu au-dessus de l'angle sacro-vertébral.

Application de forceps au détroit supérieur en D.T. par M. Lepage.

Extraction facile d'une fille de 2,900 gr. longue de 50 centim.

Diam : O.M. 135	Bipariétal 86
O.F. 114	Bitemporal 74
S.O.B. 92	

Poids à la sortie le 11e jour, 2,780 gr. Suites de couches normales.

Obs. 29. — (639 de 1893.)

Primipare de 21 ans ; entrée le 16 avril 1893.

D. R. du 18 au 22 juillet 1892.

Bassin noté comme normal pendant le séjour au dortoir ; l'examen sous le chloroforme après l'accouchement a fait reconnaître un rétrécissement léger du bassin, non mesuré. Sacrum plat.

Début du travail le 5 mai 1893 à 2 h. 1/2 du matin.

Arrivée à la salle de travail à 6 heures du matin avec une dilatation grande comme 5 francs. Tête non engagée en G.T. Bruits du cœur bons.

A 9 h. 50 du matin, la dilatation est complète.

A 10 heures du matin, rupture artificielle des membranes, liquide vert.

A 10 h. 1/2 les bruits du cœur sont ralentis (90). La tête est toujours à la partie supérieure de l'excavation. On fait appeler M. Pinard qui constate que les bruits du cœur sont redevenus normaux.

A 11 h. 45, bruits du cœur à 88. On prévient M. Lepage qui fait une application de forceps au détroit supérieur en G.T. à 11 h. 53. M. Lepage, en introduisant la main, constate qu'il existe un procubitus du cordon et que l'oreille est à 2 centim. au-dessus de l'angle sacro-vertébral.

Les tractions ont duré 7 minutes ; au moment de l'extraction du fœtus on voit une anse de cordon sur le cou, en avant du sternum.

L'extraction est terminée à midi 5.

« Les tractions exercées avec le forceps, dit M. Lepage, ont été très, *trop* énergiques ; il a fallu pour les faire en bonne direction s'asseoir à terre. La rotation n'a pu s'accomplir d'elle-même. Il a fallu la produire artificiellement lorsque la tête a été suffisamment abaissée. La symphyséotomie eût été certainement préférable au forceps. »

L'enfant, une fille de 3,980 gr., longue de 51 centim., est en état de mort apparente.

Diam. :	O.M. 148	S.O.F. 115
	O.F. 124	Bipariétal 96
	S.O.B. 98	Bitemporal 88

A midi 10, on fait la ligature du cordon et on commence l'insufflation.

1re inspiration midi 14.

A 1 h. 06, bain. — Inspiration toutes les 20 secondes à peu près.

1 h. 1/4, bain	»	15 secondes.
1 h. 20 id.	»	18 secondes.
1 h. 30 id. à 40°	»	4 ou 5 secondes.

On met l'enfant dans une couveuse.

A 6 heures du soir il continue à avoir la respiration saccadée et convulsive.

L'empreinte de la cuillère antérieure est marquée sur la joue droite ; elle est à 2 centim. 8 en avant du tragus et vient à hauteur du lobule de l'oreille dont la partie antérieure a été comprise dans la cuillère. Position symétrique de la cuillère postérieure sur la joue gauche.

Pas de chevauchement des 2 moitiés du frontal l'une sur l'autre ; chevauchement des 2 frontaux sur les pariétaux. Occipital enfoncé sous les pariétaux.

L'enfant meurt le 6 mai à 10 heures du soir.

Autopsie faite par M. Varnier ; fracture de l'apophyse zygomatique et de la facette temporale du spénoïde à droite.

Tête conservée au musée (1).

SÉRIE B

1°. — Quinze cas dans lesquels la symphyséotomie a été pratiquée sans combinaison avec l'accouchement provoqué et sans tentative préalable avec le forceps.

Obs. 30. — (5e Symphyséotomie.)

29 mai 1892. — VIpare. 1er *accouchement* à terme, basiotripsie, enfant pesant 3,520 gr. 2e *accouchement* provoqué à 7 mois 1/2, enfant mort ; 3e *accouchement* provoqué à 7 mois, forceps, enfant de 2,200 gr., mort quelques heures après ; 4e et 5e *avortements* ; promonto-sous-pubien 93.

O.I.G.T. Pas de tendance à l'engagement à dilatation complète. Symphyséotomie d'emblée complète. Écartement primitif, 25 millim. ; forceps, extraction très facile. Écartement secondaire, 45. Mère guérie. Se lève le 16e jour. Revue en octobre 1893. État parfait. Enfant de 3,110 gr. ; bipariétal 91 millim. Vivant à la sortie, 3,850 gr., actuellement vivant (octobre 1893). M. Pinard appelé à examiner cette femme au 7e mois 1/2 avait décidé de la laisser aller à terme et de pratiquer la symphyséotomie d'emblée à la dilatation complète.

(1) A ces observations s'en trouve jointe, dans la thèse soutenue par nous à la Faculté le 6 décembre 1893, une 19e portant le n° 731 de 1893 (mère et enfant morts). Nous l'avons supprimée ici, M. Pinard nous ayant fait remarquer qu'il s'agissait là d'un cas complexe où la dystocie devait être rapportée à la rigidité cicatricielle du col de l'utérus.

Obs. 31. — (9e Symphyséotomie.)

13 septembre 1892. — Secondipare. 1er *accouchement* à terme, basiotripsie, 2 broiements, enfant de 3,350 gr. Promonto-sous-pubien 92 millim., O.I.G.T, disproportion. Symphyséotomie d'emblée et complète à la dilatation complète avant la rupture des membranes. Écartement primitif 35 mill., forceps, extraction facile. Écartement secondaire, 70 millim. Mère guérie. Se lève le 19e jour; revue en avril 1893. État parfait. Enfant de 4,200 gr.; bipariétal 95 millim., vivant à la sortie 3,630 gr. (Revu en avril 1893.) La symphyséotomie à terme à été par M. Varnier choisie de préférence à l'accouchement prématuré provoqué. Revus en novembre 1893. État parfait.

Obs. 32. — (12e Symphyséotomie.)

21 octobre 1892. IIIpare. 1er *accouchement* spontané à terme, enfant vivant; 2e *accouchement* spontané, gros enfant, mort pendant le travail.

Promonto-sous-pubien 105.

O.I G.T. Pas de tendance à l'engagement 5 heures après la dilatation complète. Tête défléchie, obliquité de Nœgele, disproportion.

Symphyséotomie d'emblée, complète. Écartement primitif, 25; forceps: 2 applications, extraction pénible. Écartement secondaire 44. Mère guérie, se lève le 19e jour. Enfant de 3,610 gr., bipariétal 95, en état de mort apparente, raminé après 10 minutes. Vivant à la sortie. 4,610 gr. Revus en avril 1893. État parfait.

Cette femme s'était présentée à la Clinique à terme, 3 jours avant le début spontané du travail.

Obs. 33. — (13e Symphyséotomie) (1).

13 novembre 1892. — Secondipare; 1er *á terme,* céphalotripsie. Promonto-soús-pubien, 97.

O.I.G.T. Disproportion. Symphyséotomie d'emblée complète.

Écartement primitif 30 millim. Forceps; extraction pénible portant l'écartement à 57 millim. Mère guérie; se lève le 22e jour; revue en novembre 1893. État parfait.

(1) Cette observation et les trois précédentes ont été publiées in *Ann. de Gynécologie*, décembre 1892.

Enfant de 3,300 gr., bipariétal 95, en état de mort apparente, insufflé, ranimé, mort 16 heures après. Fracture du frontal gauche par la cuillère du forceps, appliqué obliquement et tiré au travers du bassin non préalablement ouvert de la quantité reconnue nécessaire par le calcul.

Cette femme était à la Clinique depuis le 24 août.

Obs. 34. — (14e Symphyséotomie.)

12 janvier 1893. IIIpare; 1er *à terme*, forceps (Maternité), enfant mort; 2e *avortement* gémellaire de 4 mois.

Promonto-sous-pubien 90. Entrée à la Clinique le 12 janvier, en travail.

O.I.G.T. Disproportion; pas de tendance à l'engagement 2 heures 1/2 après la dilatation complète et 15 heures de travail. Symphyséotomie d'emblée complète. Écartement primitif 45; forceps, extraction facile pendant laquelle l'écartement n'augmente que de 2 millim. Mère guérie; se lève le 39e jour (phlegmatia).

Enfan de 3,180 gr., bipariétal 80, en état de mort apparente, ranimé par insufflation en 8 minutes. Vivant à la sortie, 3,980 gr. Revus en novembre 1893.

Obs. 35. — (15e Symphyséotomie.)

1er février 1893. Secondipare; 1er *à 8 mois 1/2*, forceps, enfant petit, mis en couveuse, mort à 5 ans.

Promonto-sous-pubien 101.

O.I.G.T. Disproportion; pas de tendance à l'engagement 1 h. 40 après la dilatation complète, liquide vert.

Symphyséotomie d'emblée, complète. Écartement primitif 45 millim. Forceps; extraction facile. Écartement secondaire 50. Mère guérie, se lève le 23e jour.

Enfant de 2,800 gr. Bipariétal 95, a crié de suite. Vivant, à la sortie 3,180 gr. Revu en juillet 1893.

Cette femme était à la Clinique depuis le 25 novembre.

Obs. 36. — (16e Symphyséotomie.)

2 février 1893. IIIpare; 1er *accouchement* à terme, spontané, enfant mort 2 jours après; 2e *spontané* à terme, enfant vivant, mort à 8 mois.

Promonto-sous-pubien 98.

O.I.D.T. Disproportion. Liquide vert lors de la rupture des membranes à la dilatation complète. Symphyséotomie d'emblée, complète. Écartement primitif 40 millim. Forceps, extraction facile. Écartement secondaire 57. Mère guérie, se lève le 20e jour.

Enfant vivant de 3,390 gr. Bipariétal 99, a crié de suite. Vivant, à la sortie 4,060 gr. Cette femme était dans le service depuis 1 mois et 4 jours. C'est de propos délibéré que l'accouchement n'a pas été provoqué.

Obs. 37. — (19e Symphyséotomie.)

IIIpare de 39 ans. D.R. du 21 au 24 juin.

Entrée à la Clinique le 1er mars.

Enfant vivant, présentant le sommet non engagé en D.T.

Diam. pr.-s.-p. 104 (M. Pinard). Bassin paraissant aplati à gauche ; on laisse aller.

Or voici les antécédents :

1er *accouchement* en 1887, à terme, sommet ; 4 jours de travail. Rupture prématurée des membranes. Basiotripsie.

2e *accouchement*, provoqué, à la Clinique Baudelocque le 19 avril; 1890 (obs. 281). D.R. 16 août 1889; entrée le 12 mars 1890; fœtus mobile; version par manœuvres externes. La tête ne s'engage pas.

Le 18 avril, application du ballon Champetier à 9 h. 1/2 du matin. A midi, les contractions commencent à être fréquentes. Le ballon est extrait à 5 h. 1/2 du soir; à ce moment on rompt les membranes; la tête reste mobile au détroit supérieur. A 1 heure du matin rien n'a changé. On fait alors une application de forceps au détroit supérieur. Tractions solides. Extraction à 2 heures du matin le 19 avril d'un garçon de 3,050 gr., long de 50 centim., en état de mort apparente, insufflé sans succès pendant 2 heures, mort à 1 heure du matin.

Diam.: O.M. 117	S.O.F. 106
O.F. 115	Bipariétal 101
S.O.B. 100	Bitemporal 80

3e *accouchement* : Début du travail le 23 mars 1893 à 2 h. 40 du matin.

A 10 heures du matin, M. Pinard trouve le col en voie d'effacement;

la tête très élevée en G.T. ; membranes rompues depuis 1 heure du matin ; liquide vert et épais. Les battements du cœur sont bons.

On ausculte fréquemment la parturiente ; à 1 h. 20 du soir, on remarque un ralentissement brusque des bruits du cœur (76 pulsations). M. Varnier, prévenu, vient à la Clinique et trouve à 1 h. 30 92 pulsations ; 1 h. 40, 128 ; à 2 h. 40, 176, à 3 heures, 168. Le liquide amniotique est vert et épais. Orifice dilatable comme 5 francs.

A 5 h. 35, bien que l'orifice soit incomplètement dilaté, M. Pinard pratique la symphyséotomie. Après section complète, on porte l'écartement à 4 centim. A 5 h. 46, application du forceps sur la tête en G. T. au détroit supérieur ; écartement porté à 55 pendant l'engagement de la tête et à 60 par le passage des épaules.

Dégagament de la tête à 5 h.50. A 6 heures, délivrance artificielle ; à 6 heures 5, sutures.

L'opération est terminée à 6 h. 15.

L'enfant (garçon) né en état de mort apparente, mais ranimé rapidement par désobstruction des voies respiratoires et simples frictions, pèse 3,730 gr.

Diam. :	O.M. 132	S.O.F. 117
	O.S. 118	Bipariétal 99
	S.O.B. 104	Bitemporal 91

Poids à la sortie le 25e jour, 3,950 gr. Suites apyrétiques. Les fils sont enlevés le 1er avril.

La malade se lève le 15 avril et sort le 29 en parfait état. Revus le 7 décembre 1893.

Obs. 38. — (20e Symphyséotomie.)

18 avril 1893. Vpare apportée à la Clinique Baudelocque le 18 avril 1893 à 9 heures du matin.

1er *accouchement* à terme, spontané, fille vivante ; 2e *accouchement* à terme, sommet, forceps, garçon mort-né ; 3e *accouchement* à terme, spontané, fille vivante ; 4e *accouchement* à terme, spontané, fille vivante.

Rupture prématurée des membranes depuis 66 heures ; surveillée par une sage-femme depuis 3 jours, examinée par un médecin de la ville qui, ayant constaté le rétrécissement du bassin, conseille le transport à la Clinique (18 avril 1893).

Enfant vivant, O.I.G.T. tête non engagée. Bruits du cœur modifiés. Dilatation 5 francs. Promonto-sous-pubien 104. Liquide vert, épais, extrêmement fétide.

Pouls 84 ; temp. 37°,2.

Symphyséotomie d'emblée, complète. Écartement primitif, 35 millim. Forceps, extraction facile. Écartement secondaire 55.

Enfant de 3,700 gr., bipariétal 93, en état de mort apparente, fortement coloré par le méconium, exhalant une odeur repoussante. Ranimé en 9 minutes.

Mère morte de septicémie le 9e jour (voir l'observation in-extenso avec autopsie in *Ann, de gynéc.*, juin 1893, p. 529).

Enfant sorti en bon état le 8 mai, pesant 3,790 gr.

Obs. 39. — (722 de 1893.) (21e symphyséotomie.)

Primipare de 21 ans. D.R, du 12 au 15 juillet 1892. Entrée à la Clinique le 19 mai à 7 h. 30 du matin, en travail (dilatation 1 franc) depuis 3 heures du matin.

Taille 1m 37. Squelette très déformé par le rachitisme.

Bassin très vicié. Promonto-sous-pubien 87 millim. ; faux promontoire sacré à 78 millim. du sous-pubis.

Enfant vivant, présentant le sommet non engagé en droite transversale.

Les membranes sont intactes ; le fœtus paraît petit, mais la tête déborde à ce point que M. Pinard décide de pratiquer d'emblée la symphyséotomie à la dilatation complète.

La dilatation est complète à 3 heures du soir.

A 3 h. 25 la parturiente est chloroformée, et à 3 h. 36 M. Pinard commence la symphyséotomie. Symphyséotomie complète ; écartement provoqué de 5 centim.

Rupture artificielle des membranes ; le liquide amniotique est vert et épais ; les battements du cœur très irréguliers et ralentis.

Extraction à 3 h. 48, sans augmentation de l'écartement pendant l'engagement, d'un garçon de 1,700 gr. (1), en état de mort apparente. Désobstruction des voies respiratoires. L'enfant fait sa première inspiration à 3 h. 50 et pousse son premier cri à 3 h. 55.

Diam. : O.F. 108	Bip. 81
S.O.B. 85	Bit. 71
S.O.F. 98	

(1) Dernières règles du 12 au 15 juillet 1892.

A 4 h. délivrance artificielle. Injection intra-utérine. Sutures.

Suites de couches apyrétiques. Réunion par première intention ; les fils sont enlevés le 9e jour. L'opérée se lève le 19e jour et marche sans difficulté et sans douleur.

Sortie le 28 juin ; l'enfant pèse 2,250 gr. ; mort 5 jours après sa sortie.

Obs. 40. — (863 de 1893.) (22e Symphyséotomie.)

VIIpare de 36 ans. D. R. du 26 au 30 septembre.

Entrée à la Clinique en travail le 14 juin, à 5 heures du soir.

1er *accouch.* en 1880 ; spontané, à terme, garçon actuellement vivant.
2e — — 1882 id. fille id.
3e — — 1884 id. garçon id.
4e — — 1886, terminé par une application de forceps ; enfant mort pendant l'extraction qui avait produit de l'exophtalmie.
5e — — 1889, spontané, à terme ; fille morte à 2 ans 1/2 de rougeole.
6e — — 1890, terminé par une application de forceps ; fille morte à 15 mois.

Bassin vicié par le rachitisme. Diam. pr.-s.-p. 92 (M. Pinard).

L'enfant vivant, se présente par le sommet non engagé en O.I.G.T.

A 11 heures 1/2 du matin le 15 juin la poche arrive à la vulve en refoulant les parois vaginales car il y a rectocèle et cystocèle. Les bords de l'orifice sont appliqués sur les parois du bassin. La tête repose au-dessus de la fosse iliaque gauche et déborde considérablement quand on la ramène à l'entrée du bassin.

En raison de la minceur de la paroi abdominale et de la paroi utérine, considérant que les contractions utérines sont extrêmement violentes, craignant une rupture utérine, la tête reposant sur des épines osseuses très développées, M. Pinard prend la détermination de pratiquer d'emblée la symphyséotomie. Il ne rompt pas les membranes, voulant éviter aussi longtemps que possible les procidences.

A 11 h. 45, anesthésie. A midi 2, M. Pinard commence la symphyséotomie. Symphyséotomie complète ; écartement provoqué de 5 cent. Rupture des membranes. Forceps. Extraction à midi 17 (l'écartement n'ayant pas dépassé 55 millim.) d'un garcon vivant de 3,260 gr.

Diam.	O.M.	140	S.O.F.	112	Circonférences	
	O.F.	120	Bip.	101	S.O.B.	31
	S.O.B.	105	Bit.	8	S.O.B.	34

Délivrance artificielle. Sutures. L'opération est terminée à midi 37.

Suites de couches. — La température a oscillé de 38° à 39° pendant les 9 premiers jours. Réunion par première intention.

Se lève pour la première fois le 15 juillet. La prolongation du séjour au lit a été nécessitée par une escarre fessière due à l'appareil de contention.

L'enfant est envoyé en nourrice le 31 juillet. Il pèse 3,600 gr.

Sortie le 31 juillet en parfait état.

Obs. 41. — (1071 de 1893.) (23e Symphyséotomie.)

IVpare de 39 ans. D.R. du 15 au 20 octobre 1892. Entrée à la Clinique le 17 juillet 1893.

Bassin rachitique, canaliculé. Pr.-s.-p. 105. On laisse aller.

Voici les antécédents.

1er *accouchement* à terme, terminé par crâniotomie (en Belgique), 1881.

2e *accouchement* à terme, à l'hôpital Lariboisière, en 1883. D.R. le 25 novembre. Entrée à la Maternité le 15 septembre 1883, en travail depuis la veille à 10 heures du soir. Enfant vivant, présentant le sommet en O.I.G.T., non engagé. Dilatation complète le 15, à 9 heures du soir.

Rupture artificielle des membranes. Extraction à 11 heures du soir à l'aide d'une application de forceps d'un garçon de 3,300 gr. ayant un enfoncement du frontal gauche. Parti en nourrice le 24 septembre en bon état et qui a vécu. Bipariétal, 85.

Revu le 6 juin 1893 ; l'enfoncement est encore visible. L'enfant a de l'incontinence nocturne d'urine.

3e *accouchement* en 1885 à l'hôpital Lariboisière.

D. R. le 26 octobre ; entrée le 11 juillet 1885. Dans la nuit du 6 au 7 juillet, hémorrhagie ; nouvelle hémorrhagie plus abondante dans la nuit du 8 au 9. C'est pour ces hémorrhagies qu'elle vient consulter. Ventre pendulum, enfant vivant ; présentation de l'épaule gauche, dos en avant. Col non effacé. Placenta prœvia. Vers 5 heures du soir, hémorrhagie.

A 11 heures, hémorrhagie grave; version par manœuvres externes. Ceinture. Tamponnement vaginal.

A 2 h. du matin envies de pousser. Le tampon enlevé, rupture artificielle des membranes. Procidence du cordon. Mort de l'enfant.

A 5 heures du matin basiotripsie par M. Pinard. Poids 2,500 gr.

4e *accouchement* (actuel) ; dans la nuit du 10 au 11 juillet 1893 cette femme a une hémorrhagie légère qui cède à la suite d'une injection chaude.

A 4 heures du matin nouvelle hémorrhagie qui s'arrête de même. Le 11 juillet vers 8 heures du soir, G. perd brusquement un flot de liquide amniotique teinté de sang. Les douleurs apparaissent à 9 heures, revenant régulièrement toutes les 10 minutes. En enlevant la ceinture pour ausculter, Mlle Roze trouve une présentation du siège; un membre est dans la poche qui paraît flasque. Version par manœuvres externes. La tête ramenée à l'entrée du bassin est surveillée par une aide ; les bruits du cœur sont normaux.

La dilatation est complète à 10 h. 35 du matin, le 12 juillet. La tête reste très élevée, mobile, en gauche transversale.

M. Varnier fait endormir la parturiente, rompt les membranes, explore à nouveau le bassin par le toucher manuel et s'assure qu'il n'y a pas de procidence.

A 10 h. 53 incision cutanée pour la symphyséotomie ; à 10 h. 55 introduction du doigt derrière la symphyse, recherche et attaque de cette symphyse. Après échec de cette recherche, et sans croire à une ankylose, M. Varnier se décide à pratiquer la pubiotomie avec ciseau et marteau de Mac Even qu'il avait fait préparer d'avance, la disposition de la symphyse ayant inspiré des craintes à M. Pinard et à lui lors de l'examen pratiqué à l'entrée et pendant le travail.

La section osseuse se fait sans difficultés, en 13 minutes, à petits coups et on produit un écartement artificiel de 5 cent.

Après quoi, application de forceps et extraction d'un garçon vivant, criant de suite, de 3,770 gr.

Diam. :	O.M. 126	S.O.F. 115
	O.F. 116	Bip. 98
	S.O.B. 105	Bit. 83

La tête est très ossifiée ; la fontanelle antérieure très petite.

L'opération a duré 38 minutes. Avant la suture de la plaie, M. Varnier s'est assuré que la section avait porté sur le corps du pubis gauche à 1 cent. environ de l'articulation mobile. Pas de suture osseuse.

Les 6e, 7e, 8e jours la température oscille autour de 38°. Dès le 26, G... allaite son enfant. En la retirant du lit spécial on trouve à la fesse droite une escarre de la largeur d'une pièce de 5 francs, escarre expliquant la température.

Les fils sont retirés le 1er août ; réunion par première intention.

L'opérée se lève le 20e jour ; elle ne se plaint que de son escarre qui est large comme une pièce de 5 francs, profonde, en voie de réparation.

Sort le 3 septembre en parfait état quant à son bassin. Elle marche aussi bien qu'auparavant. L'escarre fessière n'est pas cicatrisée complètement.

Le toucher ne fait découvrir aucune saillie appréciable au niveau de la section osseuse.

Poids de l'enfant à la sortie, le 3 septembre, 4,390 gr.

Cette femme a été revue en décembre. L'escarre était guérie et G... ne se plaignait d'aucun trouble de la miction, de la marche ni de la station. L'enfant se développe bien.

Obs. 42. — (1203 de 1893.) (24e Symphyséotomie.)

Secondipare de 36 ans. D.R. du 12 au 15 novembre 1891. Entrée à la Clinique Baudelocque le 17 juillet 1893. On laisse aller.

Enfant vivant, présentant le sommet non engagé en O.I.G.T.

Diam. pr.-s.-p. 93 millim.

Voici les antécédents :

1er *accouchement* en 1891, à la Clinique Baudelocque (obs. 989), provoqué.

D.R. 16 novembre 1890 ; entrée à la Clinique en juillet 1891.

Grossesse gémellaire : 1er fœtus tête en bas, dos à droite ; 2e fœtus tête dans l'hypochondre droit ; siège dans le flanc gauche.

Vu les dimensions du bassin et le volume de la tête qui se présente la première, M. Pinard provoque l'accouchement le 28 juillet à 11 heures du matin à l'aide du ballon Tarnier, remplacé à 10 h. 40 du soir par le ballon Champetier.

Le ballon est expulsé à 3 heures du matin le 29 juillet.

A 3 h. 45, après rupture des membranes, la tête restant élevée, mobile, en O.I.G.T. et très projetée en avant, deux applications infructueuses de forceps.

A 6 h. 40 M. Pinard extrait le premier fœtus par version, tête dernière ; mort-né, sans battements cardiaques.

A 6 h. 45 extraction également par version du second fœtus ; avec quelques battements du cœur qui cessent rapidement.

Le 1er pèse 2,450 gr.

Diam. :	O.M. 123	S.O.F. 95
	O.F. 102	Bip. 94
	S.O.B. 87	Bit. 70

Autopsie. — Fracture du pariétal droit (tête conservée au musée).

Le 2e fœtus (garçon également) pèse 2,220 gr.

Diam :	O.M. 118	S.O.F. 102
	O.F. 108	Bip. 91
	S.O.B. 9	Bit. 70

Autopsie. — Pas de fracture du crâne ; hémorrhagie méningée.

Fracture des deux humérus à leur partie moyenne.

Fracture de la clavicule gauche.

Les suites de couches ont été bonnes.

2e *accouchement.* Le travail débute le 13 août 1893 à 9 heures du matin ; entrée à la salle de travail à 11 heures.

La dilatation à 1 heure du soir est de 1 franc ; à ce moment rupture spontanée de la poche des eaux. Liquide vert, mais battements du cœur normaux.

La dilatation est complète à 5 heures du soir.

A 5 h. 15, chloroforme. A 5 h. 28, M. Lepage commence la symphyséotomie.

Symphyséotomie complète; écartement provoqué 53 millim.

A 5 h. 49, extraction à l'aide du forceps d'une fille vivante de 3,730 gr., longue de 51 centim.

Diam :	O.M. 137	S.O.F. 107
	O.F. 118	Bip. 94
	S.O.B. 89	Bit. 84

Poids à la sortie le 14 septembre, 3,980 gr.

Suites de couches 38° les 2e et 5e jours. Réunion par première intention ; enlèvement des fils le 21 août.

Le 23, l'opérée peut s'asseoir dans son lit.

Le 5 septembre, elle se lève 2 heures et le 7 septembre elle descend l'escalier.

Sort en parfait état le 14 septembre.

Obs. 43. — (1322 de 1893.) (25e Symphyséotomie.)

Primipare de 22 ans. D.R. du 5 au 9 décembre 1892. Entrée à la Clinique le 8 septembre 1893 à 9 heures du soir, la dilatation étant comme 50 centimes.

Enfant vivant, présentant le sommet non engagé en D.T.

Le lendemain matin, 9 septembre, à 9 heures, la dilatation égale 5 francs; la poche des eaux est volumineuse. Aucune tendance à l'engagement.

M. Varnier constate ce qui suit :

Taille 1 m. 38.

Tibias fortement incurvés, à convexité antérieure; fémurs petits à convexité antérieure exagérée.

Dans le décubitus dorsal, la crête iliaque gauche est notablement plus élevée que la droite; il y a un raccourcissement très apparent du membre inférieur droit.

L'inclinaison latérale du bassin s'accentue dans la station debout. Il y a boiterie légère.

La femme étant debout, le pli fessier du côté droit est plus bas que celui du côté gauche.

Tous ces signes, l'absence d'antécédents pathologiques, de cicatrices, d'ankylose, de raideur, font diagnostiquer une luxation coxo-fémorale congénitale droite.

	A GAUCHE	A DROITE
Distance du grand trochanter à l'interligne articulaire du genou	34c	30
Distance du grand trochanter à l'épine iliaque antéro-supérieure	6c.7mm	5c9mm
Distance de l'épine iliaque antéro-supérieure à la pointe de la rotule	39	32,5

La colonne vertébrale présente une incurvation légère à concavité gauche dans la région dorsale supérieure et une autre plus prononcée dorso-lombaire.

La vulve est légèrement déviée à gauche.

M. Varnier fait endormir la parturiente pour pratiquer l'exploration manuelle du bassin.

Diamètre promonto-pubien 9 centim. ; bassin annelé mais asymétrique (arrêt de développement à gauche ; aplatissement à droite). Les ailerons du sacrum paraissent égaux. Articulations sacro-iliaques mobiles.

La poche des eaux très volumineuse est sans procidence. La tête fœtale n'est pas engagée. L'occiput est à droite; la suture sagittale très en avant, tout près de la symphyse.

Le fœtus ne paraît pas très volumineux.

La dilatation est complète à 3 h. 10 du soir; la rupture des membranes se fait alors spontanément. Mlle Roze trouve la tête toujours très élevée.

A 5 heures du soir, M. Lepage constate que l'orifice est revenu sur lui-même. La fontanelle postérieure est accessible.

Le pariétal antérieur chevauche d'une façon notable sur le pariétal postérieur. La tête toujours orientée en transversale est enclavée. La suture sagittale s'immobilise à 6c de la symphyse. Les contractions faiblissent, le liquide amniotique est vert. Les bruits du cœur sont à 100.

Vu l'arrêt de la descente et l'état de souffrance du fœtus, M Varnier décide de pratiquer la symphyséotomie. Il est 7 h. 12 du soir.

Après écartement de 3 centim., la tête s'engage et descend ; à 7 h. 35 application de forceps au détroit inférieur et extraction (pendant laquelle l'écartement atteint 42 millim.) d'un garçon de 2,520 gr., étonné, mais qui pousse son premier cri 3 minutes après.

Diam. :	O.M.	138	S.O.F.	116
	O.F.	113	Bip.	85
	S.O.B.	102	Bit.	77

Poids à la sortie le 8 octobre. 2,930 gr.

Suites apyrétiques.

Réunion par première intention.

Les fils sont enlevés le 18 septembre.

L'opérée se lève le 30 septembre et marche dès le premier jour sans difficultés.

Sort le 8 octobre en parfait état. Revue le 7 décembre 1893. L'enfant se développe bien.

Obs. 44. — (Ischio-pubiotomie.)

9 novembre 1892. Femme Trémoulet. Bassin oblique ovalaire de Nœgele. Ischio-pubiotomie. Mère guérie, présentée à l'Académie le 10 janvier 1893. Enfant vivant de 3,970 gr.

En décembre 1893, la mère et l'enfant sont en parfait état. (L'observation se trouve in *Bulletin de l'Académie de médecine*, 10 janvier 1893, in *Ann. de Gynécologie*, février 1893, p. 139 ; in *Fonctionnement de la maison d'accouchements Baudelocque*, année 1892, p. 66.)

L'ischio-pubiotomie a été choisie de préférence à l'accouchement prématuré provoqué.

2° VINGT-SIX CAS DANS LESQUELS, BIEN QU'IL Y EUT INDICATION CLASSIQUE ET POSSIBILITÉ DE PRATIQUER L'ACCOUCHEMENT PRÉMATURÉ PROVOQUÉ, L'ACCOUCHEMENT S'EST TERMINÉ SPONTANÉMENT A LA SUITE D'UN TRAVAIL SPONTANÉ, PAR L'EXPULSION D'UN ENFANT VIVANT.

a) *Primipares à bassins justiciables de l'accouchement provoqué d'après les notions classiques* (1).

Obs. 45 (410 de 1892.) Bassin de 80 millim. (2).

Primipare. D. R., du 15 au 20 juin.

Entrée à la Clinique le 17 mars 1892.

Enfant vivant, présentant le sommet non engagé en O.I.D.T.

Diam. pr.-s.-p. 95. La tête déborde.

On laisse aller.

Le travail débute le 28 mars à 10 heures du soir ; entrée à la salle à ce moment avec une dilatation lenticulaire ; poche rompue.

La tête est engagée en D.P.

Dilatation complète à 9 h. 10 du matin le 29 ; expulsion spontanée

(1) Nous n'avons compris sous cette rubrique que les bassins ayant moins de 90 millim. de promonto-pubien minimum.

(2) Le chiffre de 80 indique le diamètre promonto-pubien minimum calculé d'après la déduction classique de 15mm sur le promonto sous-pubien.

à 9 h. 55 du matin d'une fille vivante de 2,330 gr., longue de 48 cent.

Diam. :	O.M. 140	S.O.F. 100
	O.F. 117	Bipariétal 80
	S.O.B. 94	Bitemporal 72.

Poids à la sortie le 7e jour. 2,490 gr. Suites normales.

Obs. 46. — (1083 de 1892.) Bassin de 87 millim.

Primipare de 23 ans.

D.R. du 27 octobre au 3 novembre.

Entrée a la Clinique le 11 juillet 1892.

Enfant vivant, présentant le sommet non engagé en O.I.D.T.

Diam. pr.-s.-p. 102; angle sacro-vertébral élevé; face antérieure du sacrum convexe (M. Pinard).

On laisse aller.

Début du travail le 23 juillet à 4 heures du matin; rupture prématurée spontanée des membranes à midi, le 22 ; entrée à la salle de travail à 7 heures; début de la dilatation à 8 heures. Dilatation complète à 2 heures après midi, le 23.

Expulsion spontanée (après 10 h. 40 de travail) à 2 h. 40 de l'après-midi d'un garçon vivant de 3,250 gr. long de 48 cent.

Diam.:	O.M 140	S.O F. 102
	O.F. 105	Bip. 82
	S.O.B. 95	Bit. 71

Poids à la sortie le 4e jour, 2,920 gr.

Suites de couches apyrétiques.

Obs. 47. — (1125 de 1892.) Bassin de 85 millim.

Primipare de 25 ans.

D.R. du 11 au 15 octobre.

Entrée à la Clinique le 2 août.

Enfant vivant présentant le sommet, non engagé en O.I.G.T..

Diam. pr.-s.-p. 100.

On laisse aller.

Début du travail le 4 août 1892, à 8 heures du soir; rupture spontanée des membranes; transportée à la salle de travail à 10 h. 20, la dilatation étant de 2 francs.

Dilatation complète à 11 heures du soir.

Expulsion spontanée à 11 h. 20 du soir (après 3 h. 20 de travail) d'un garçon vivant, de 3,400 gr., long de 49 cent.

Diam. : O.M. 138	S.O.F. 117
O.F. 123	Bip. 92
S.O.B. 104	Bit. 80

Poids à la sortie le 8e jour, 3,750 gr.

Suites de couches apyrétiques.

Obs. 48. — (1293 de 1892.) Bassin de 83 millim.

Primipare de 24 ans.

D.R. fin octobre.

Entrée le 22 juillet 1892.

Enfant vivant, présentant le sommet non engagé en O.I.D.T.

Diamètre promonto-sous-pubien, 98 (Pinard); on laisse aller. Le 5 septembre on note l'engagement de la tête.

Début du travail à 5 heures du matin le 7 septembre 1892.

A 10 h. 30 la dilatation est complète et on rompt les membranes.

Expulsion spontanée à 11 h. 40 d'une fille vivante, de 3,620 gr., longue de 51 cent.

Diam. : O.M. 135	S.O.F. 102
O.F. 45	Bipariétal 90
S.O.B. 92	Bitemporal 75

Poids à la sortie le 11e jour, 3,400 gr. (allaité par la mère).

Suites de couches apyrétiques.

Obs. 49. — (1506 de 1892.) Bassin de 80 millim.

Primipare de 23 ans.

D.R. du 28 décembre 1891 au 2 janvier 1892.

Entrée le 6 octobre.

Enfant vivant, présentant le sommet non engagé en O.I.G.T.

Diamètre promonto-sous-pubien, 95.

On laisse aller.

Début du travail le 19 octobre à 5 h. 1/2 du soir.

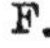
Rupture spontanée des membranes à 9 h. 1/2 du soir, le 20.

Dilatation complète à 10 h. 1/4 du soir.

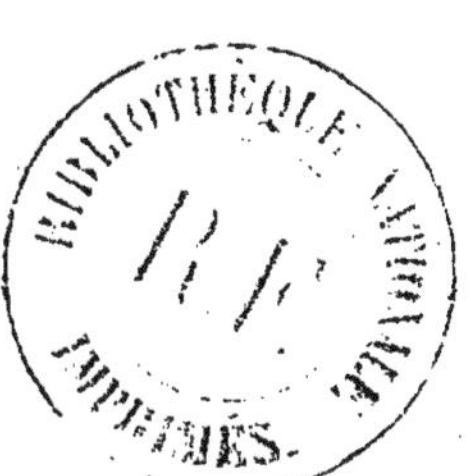

Expulsion spontanée à 10 h. 55 d'une fille vivante, de 2,810 gr., longue de 49 cent.

Durée du travail, 30 heures.

Diam. :	O.M. 139	S.O.F. 101
	O.F. 113	Bipariétal 76
	S.O.B. 92	Bitemporal 70

A la sortie le 8e jour : poids 2,790 gr.

Suites de couches apyrétiques.

Obs. 50. — (1556 de 1892.) Bassin de 88 millim.

Primipare de 25 ans.

D.R. du 15 au 20 janvier.

Entrée le 15 octobre.

Enfant vivant, présentant le sommet non engagé en G.T.

Diamètre promonto-sous-pubien, 103.

On laisse aller.

Début du travail le 3 novembre à minuit; transportée à la salle à 2 heures du matin.

Dilatation complète et rupture artificielle des membranes à 2 h. 20 du soir.

Expulsion spontanée à 3 h. 40, après 28 heures de travail, d'une fille vivante de 3,350 gr., longue de 48 cent.

Diam. :	O.M. 140	S.O.F. 103
	O.F. 115	Bipariétal 92
	S.O.B. 90	Bitemporal 81

A la sortie, le 11e jour : poids 3,530 gr.

Suites de couches apyrétiques.

Obs. 51. — (1807 de 1892.) Bassin de 86 millim.

Primipare de 21 ans.

D.R. du 7 au 12 mars.

Entrée le 16 décembre.

Enfant vivant, présentant le sommet, non engagé, en O.I.D.T.

Diamètre promonto-sous-pubien, 101 ; angle sacro-vertébral élevé.

On laisse aller.

Début du travail à 7 heures du matin le 27 décembre 1892 ; rupture spontanée des membranes à 2 h. 30.

Dilatation complète à 4 heures du soir, le 27.

Expulsion spontanée à 4 h. 40 d'un garçon vivant, de 2,980 gr., mesurant 48 cent.

Durée du travail, 9 heures.

Diam. :	O.M. 142	S.O.F. 110
	O.F. 118	Bipariétal 90
	S.O.B. 96	Bitemporal 81

A la sortie le 11e jour : poids 3,300 gr.

Suites de couches apyrétiques.

Obs. 52. — (179 de 1893). Bassin de 89 millim.

Primipare de 21 ans. D.R. 15 au 20 avril.

Entrée dans le service le 1er février.

Enfant vivant, présentant le sommet non engagé en D.T.

Diamètre promonto-sous-pubien, 104.

On laisse aller.

Début du travail le 4 février à 8 heures du soir ; entrée à la salle de travail, le 5 à 11 heures du matin, avec une dilatation comme 50 cent.; poche intacte, tête non engagée. A 4 h. 15 du soir la dilatation est grande comme 5 francs ; la tête s'amorce.

A 5 heures, la dilatation étant presque complète, la tête très amorcée, on rompt les membranes et aussitôt la tête descend jusque sur le périnée.

Une heure après, expulsion spontanée d'une fille vivante, de 3,620 grammes, longue de 48 centim.

Diam. :	O.M. 144	S.O.F. 111
	O.F. 124	Bipariétal 92
	S.O.B. 100	Bitemporal 83

Poids à la sortie le 8e jour, 3,630 gr. Suites de couches apyrétiques.

Obs. 53. — (340 de 1893.) Bassin de 89 millim.

Primipare de 20 ans.

D.R. du 28 au 30 juin, entrée dans le service le 19 janvier.

A marché à 20 mois, puis est restée 1 an sans marcher et enfin a usé de béquilles jusqu'à 7 ans.

Sacro-coxalgie gauche. Cicatrices au niveau des articulations sacro-iliaque et coxo-fémorale du côté gauche. Luxation pathologique.

Diamètre promonto-sous-pubien, 104 ; toucher manuel sous le chloroforme. L'aileron sacré du côté gauche paraît moins développé que le droit ; pas d'ankylose.

Enfant vivant, présentant le sommet non engagé en O.I.G.T.

On laisse aller.

Début du travail à 1 heure de l'après-midi le 10 mars ; entrée à la salle de travail à 3 heures, la dilatation étant comme un franc, la poche intacte, la tête non engagée en G.T.

La dilatation est complète à 7 h. 1/2 du soir le 10 mars ; rupture artificielle des membranes ; à ce moment la tête est fléchie et s'oriente en gauche postérieure.

Expulsion spontanée à 9 heures du soir d'une fille de 3,120 gr, longue de 50 centim.

Diam. :	O.M.	138	S.O.F.	101
	O.F.	113	Bipariétal	92
	S.O.B.	95	Bitemporal	73

Poids à la sortie le 11e jour, 3,220 gr. Suites de couches apyrétiques.

Obs. 54. — (557 de 1893.) Bassin de 86 millim.

Primipare de 21 ans. D.R. 28 juin au 2 juillet.

Entrée à la Clinique le 25 mars.

Enfant vivant présentant le sommet non engagé en G.T.

Diam. pr.-s.-p. 101.

On laisse aller.

Début du travail à 11 heures du soir le 17 avril 1893. Entrée à la salle de travail à 10 heures du matin, le 18 avril. Début de la dilatation 1/2 heure après. Tête engagée en O.I.G.A. Rupture spontanée des membranes à 11 heures du matin. La dilatation est complète à 10 heures du soir.

Expulsion spontanée à 3 h. 25 du soir, le 18 avril, d'un garçon bien vivant de 3,420 gr., long de 47 centim.

Diam. :	O.M.	145	S.O.F.	107
	O.F.	123	Bipariétal	86
	S.O.B.	98	Bitemporal	78

b) *Multipares à bassins viciés jugés antérieurement justiciables de l'accouchement prématuré provoqué.*

Obs. 55. — (504 de 1892.) Bassin de 93 millim. (1).

Secondipare de 23 ans, D.R. 13 au 15 juin.

Entrée à la Clinique le 22 février 1892.

Enfant vivant, présentant le sommet non engagé en O.I.G.T.

On laisse aller.

Or, voici ce qui s'est passé lors du 1er *accouchement*, à la Clinique Baudelocque en 1891 (siège, version externe. Accouchement provoqué, ballons Tarnier et Champetier. Application de forceps ; enfant mort quelques heures après sa naissance).

Cette femme, qui n'a marché qu'à 32 mois, a eu ses dernières règles à la fin de mai 1890.

Entrée à la Clinique Baudelocque le 28 février 1891.

Enfant vivant, présentant le siège en S.I.D. non engagé.

Diam. pr.-s.-p. 108. Bassin canaliculé. Bassin d'homme ; bosses frontales saillantes ; dents barrées. M. Pinard fait le jour même la version par manœuvres externes.

Le 2 mars à 10 h. 1/2 du matin, le sommet se présentant en G.T., M. Pinard provoque l'accouchement par l'introduction du ballon Tarnier ; il ne se produit que des contractions utérines faibles et éloignées. A 10 h. 18 du soir, le ballon est tout entier dans le vagin.

A 10 h. 1/2 du soir le 2 mars, M. Potocki introduit le ballon Champetier qu'il distend au maximum. Les membranes se rompent pendant qu'on injecte la première seringue de liquide. Il s'écoule environ 1 litre de liquide amniotique normal. M. Potocki soulève de temps à autre le ballon pour ouvrir la voie au liquide. La tête est repoussée dans la fosse iliaque gauche. Contractions utérines plus fréquentes et de plus longue durée.

A 2 h. 15 du matin le 3 mars, la dilatation est comme une petite paume de main ; à 6 h. 45, comme une grande paume de main. Enfant vivant ; la tête est ramenée par manœuvres externes au-dessus du détroit supérieur.

A 7 h. 50 du matin, le ballon a quitté l'utérus et commence à dis-

(1) D'après la déduction classique de 15mm sur le promonto-sous-pubien.

tendre le périnée. La tête est au-dessus du détroit supérieur mais n'a pas de tendance à s'engager. Bruits du cœur du fœtus normaux.

A 8 h. 15, on commence à exercer des tractions sur le ballon pour dilater artificiellement le périnée. Enfant vivant.

A 8 h. 40, le ballon crève, le périnée n'ayant pas été distendu à son maximum. Tête au-dessus du détroit supérieur en G.T.

Les battements du cœur se ralentissent; orifice dilatable non œdématié. M. Potocki juge l'application du forceps utile car la femme ne pousse pas au moment des contractions.

A 8 h. 50, tête très inclinée sur le pariétal postérieur en O.I.D.T.

Application antéro-postérieure; la branche gauche est ramenée directement derrière les pubis. L'articulation se fait dans le vagin; elle est assez difficile.

Tractions soutenues. La tête descend peu à peu sans ressaut appréciable. Rotation spontanée. Le forceps aiguille de lui-même et l'occiput se place sous la symphyse. Durée totale de l'opération, 10 minutes. Périnée intact. Injection vaginale abondante.

Garçon de 3,010 gr., long de 49, en état de collapsus, mis dans la couveuse, mort quelques heures après.

Diam :	O.M. 130	S.O.F. 103
	O.F. 119	Bipariétal 95
	S.O.B. 97	Bitemporal 88

La cuillère droite a laissé une empreinte où la peau est dépouillée d'épiderme au niveau et en arrière de l'angle du maxillaire inférieur droit.

La cuillère gauche a marqué une légère dépression à la partie postérieure du frontal gauche ; elle descendait sur la partie latérale de la face.

De suite après la naissance on constata une asymétrie de la bouche quand l'enfant criait; cette asymétrie avait disparu au bout d'une demi-heure.

Il n'y a pas de chevauchement des os. Autopsie non faite.

Température oscillant entre 38° et 39° le 3e et le 4e jour.

2e *Accouchement* (no 504, 1892).

D.R. du 13 au 15 juin ; entrée à la Clinique le 22 février.

On la laisse aller. Sommet, non engagé en G.T.

Le 23 mars, présentation du siège ; version par manœuvres externes ; ceinture eutocique.

Le 12 avril 1892 à midi, début du travail ; entrée à la salle de travail à 3 heures du soir la dilatation étant comme 1 fr. La tête est en bas mais très élevée, difficilement accessible par le toucher. Dos à gauche. On la fixe pendant que Mlle Roze pratique la rupture artificielle des membranes. Liquide amniotique vert et épais.

A 6 heures du soir la dilatation est complète ; à 6 h. 10, expulsion spontanée en occipito-pubienne d'un garçon de 3,050 gr., long de 49 centim.

Diam. :	O.M. 133	S.O.F. 104
	O.F. 110	Bipariétal 97
	S.O.B. 95	Bitemporal 87

Poids à la sortie le 9e jour, 3,380 gr.

Suites de couches normales.

Obs. 56. — (959 de 1892). Bassin de 80 millim.

Secondipare de 28 ans.

D. R. du 20 au 28 août ?

Entrée à la Clinique le 8 juin.

Enfant vivant, présentant le sommet en G.T. non engagé (27 juin ; d.).

D. pr.-s.-p. 95.

On laisse aller, bien que lors du premier accouchement en 1889 on ait pratiqué à la Maternité l'accouchement prématuré à 8 mois à l'aide du ballon. Enfant vivant.

Début du travail le 1er juillet 1892 à 10 heures du soir.

Entrée à la salle de travail le 2 juillet à 3 heures du matin.

Dilatation complète à 7 h. 30 du matin le 2 juillet ; rupture artificielle des membranes.

Expulsion spontanée à 7 h. 50 (après 9 h. 40 de travail) d'un garçon vivant de 2,750 gr., long de 49 centim.

Diam. :	O.M. 135	S.O.F. 112
	O.F. 111	Bip. 83
	S.O.B. 82	Bit. 73

Poids à la sortie le 9e jour 3,120 gr.

Suites de couches apyrétiques.

Obs. 57. — (1452 de 1892). Bassin de 87 millim.

IIIpare de 26 ans.

D. R. 15 novembre 1891.

Entrée le 10 septembre 1892 ; enfant vivant, volumineux, présentant le sommet non engagé en O.I.G.T.

Diam. promonto-sous-pubien 102.

On la laisse aller à terme.

Or voici ses antécédents :

Premier accouchement le 27 janvier 1890 à la clinique Baudelocque.

Cette femme avait eu ses règles pour la dernière fois le 25 avril 1889 ; elle entre à la Clinique le 20 janvier 1890.

Lors de l'examen pratiqué à l'entrée on constate que l'enfant vivant se présente par le sommet en O.I.G.T.. Pas d'engagement.

Bassin canaliculé, avec faux promontoire sacré. Diam. pr.-s.-p. 102.

Le 27 janvier à 9 h. 30, M. Pinard provoque l'accouchement à l'aide du ballon Champetier.

Une demi-heure après l'application du ballon apparaissent les premières douleurs. A 11 heures du matin, la dilatation commence ; à 2 heures du soir, le ballon est expulsé, la dilatation étant comme une pièce de 5 fr.

A 3 h. 30 du soir, rupture spontanée des membranes ; la tête s'engage. A 5 h. 30, la dilatation est complète ; tête engagée en O.I.G.A.

Expulsion spontanée à 6 h. moins 10 d'une fille vivante de 2,625 grammes ayant un bipariétal de 86, longue de 46 centim.

Poids à la sortie le 11e jour, 2,830 gr.

Suites de couches pathologiques ; la température oscille autour de 38o du 4e au 9e jour. L'enfant est mort à 11 mois du croup.

2e *accouchement*, le 9 janvier 1891, à la Clinique Baudelocque.

Les dernières règles dataient du 25 avril 1890 ; entrée à la Clinique le 4 décembre 1890.

L'enfant vivant présente au détroit supérieur la tête, très mobile, sans tendance à l'engagement, si bien que le 12 c'est le siège, le 13 la tête, le 14 le siège qui se présentent.

Le 15 décembre, M. Potocki ramène la tête en bas et constate qu'elle ne déborde pas encore en avant ; la femme est gardée en observation. Tous les matins on s'assure que la tête est en bas et on pratique le palper mensurateur.

Le 9 janvier 1891, M. Pinard, trouvant que la tête commence à déborder, se décide à pratiquer l'accouchement provoqué.

A 11 heures du matin, introduction du ballon Champetier; rupture des membranes.

A 11 h. 30, apparaissent les premières douleurs; à 6 h. 1/2 du soir la dilatation est complète; on extrait le ballon. La tête reste très élevée et par le toucher on trouve une anse de cordon faisant procidence dans le vagin. Les battements sont ralentis. On se décide alors à faire une version par manœuvres internes qui permet d'extraire à 6 h. 45 un garçon du poids de 2,470 gr., long de 46 centim.

Cet enfant est en état de mort apparente (on n'a pas eu besoin de la manœuvre de Champetier); il est ranimé rapidement après quelques frictions alcooliques et un bain sinapisé. Néanmoins il reste assez touché pour qu'on le place jusqu'au 14 janvier dans une couveuse.

Diam.:	O.M. 125	S.O.F. 103
	O.F. 110	Bipariétal 92
	S.O.B. 95	Bitemporal 77

Cet enfant ne se développe pas; le 20e jour à sa sortie il pèse 2,380 gr. et compte parce que vivant dans les succès de l'accouchement provoqué; mais il meurt 10 jours après d'entérite, dit la mère. Suites de couches normales.

3e *accouchement,* le 9 octobre 1892.

Les premières douleurs apparaissent à 1 heure de l'après-midi le 9 octobre 1892, et la parturiente est transportée aussitôt à la salle de travail, la dilatation étant comme 50 cent.

Enfant vivant; tête en bas non engagée, dos à gauche.

A 6 h. 25, la dilatation étant complète, on rompt les membranes; la tête s'engage sans difficulté et à 6 h. 45 cette femme expulse spontanément une fille de 3,770 gr., mesurant 51 centim. et dont les diamètres, mesurés immédiatement sont:

Diam.:	O.M. 140	S.O.F. 120
	O.F. 110	Bipariétal 95
	S.O.B. 111	Bitemporal 89

Poids à la sortie le 10e jour, 3,790 gr.

Suites de couches apyrétiques.

Obs. 58. — (1723 de 1892.) Bassin de 80 millim.

IIIpare de 37 ans.

D.R. du 26 au 30 mars.

Vue avant son entrée le 8 décembre 1892; on la laisse aller.

Or voici ses antécédents :

1er *accouchement à terme*: basiotripsie pratiquée dans une maternité de Paris.

2e *accouchement*, provoqué à 8 mois; fœtus extrait par le siège, mort 1 heure après sa naissance (même maternité).

3e *accouchement* : enfant vivant, présentant le sommet, non engagé, en O.I.D.T.; volumineux.

Diamètre promonto-sous-pubien, 95.

Rupture prématurée des membranes à 2 heures du soir, le 6 décembre 1892.

Début des douleurs à 2 heures du soir le 9; entrée à la salle de travail à 7 heures du soir.

Dilatation complète à 10 h. 20.

Expulsion spontanée à 10 h. 50 du soir le 9, d'un garçon vivant de 3,000 gr.

Durée totale du travail, 8 heures.

Diamètres :	O.M.	136	S.O.F. 103
	O.F.	120	Bi-pariétal 86
	S.O.B.	94	Bi-temporal 76

A la sortie le 13e jour, poids 3,320 gr.

Suites de couches, 38°,1 le 3e jour, 38°,4 le 4e.

Sortie le 25 décembre en bon état.

Obs. 59. — (140 de 1893.)

IIIpare de 26 ans. D.R. du 18 au 22 mai, entrée à la Clinique le 16 janvier.

Cyphose par mal de Pott de 15 mois à 3 ans. Enfant vivant présentant le sommet, non engagé en G. T.

Diamètre bi-ischiatique, 85. On laisse aller.

Antécédents. — 1er *accouchement* en 1890 provoqué à la Clinique Baudelocque.

D.R. 21 janvier 1890; entrée à la Clinique le 15 septembre 1890.

Enfant vivant, tête engagée, mais rétrécissement du détroit inférieur. O.I.D.T.

Le 7 octobre 1890, à 10 h. 20 du matin, on a appliqué l'excitateur de M. Tarnier qui est expulsé à 5 heures. Le travail avait débuté à 2 h 25 du soir.

A 5 h. 20 du soir, introduction du ballon Champetier, dans lequel on injecte 480 gr. de liquide. Il désengage la tête qui reste mobile au détroit supérieur, et se place tantôt dans la fosse iliaque gauche, tantôt dans la fosse iliaque droite.

A 3 h. 1/2 du matin, le ballon est expulsé de l'utérus et extrait du vagin; pendant ce temps, le fœtus extrêmement mobile est maintenu la tête en bas, et au fur et à mesure que le ballon est extrait, un aide sollicite l'engagement de la tête. On rompt les membranes, et à 4 h. 10 du matin, expulsion spontanée d'une fille vivante de 2,400 gr., longue de 45 centim.

Diam. :	O.M.	124	S.O.F.	100
	O.F.	92	Bipariétal	91
	S.O.B.	86	Bitemporal	67

Poids à la sortie le 9e jour, 2,570 gr. Cet enfant vit en 1893.

Suites de couches physiologiques.

2e *accouchement* en 1891, à la Clinique Baudelocque (n° 1549).

D.R. 21 avril 1891; entrée à la Clinique le 30 novembre 1891 à minuit.

A son arrivée on constate un début de travail; perte sanguine depuis le matin; douleurs depuis 10 heures du soir.

Enfant vivant, présentant le siège complet en G.T. engagé.

La dilatation commence à 1 h. 25 du matin le 1er décembre, et comme l'écoulement sanguin continue, on rompt artificiellement les membranes.

La dilatation est complète à 2 h. 30 du matin, et à 2 h. 35 expulsion spontanée d'un garçon vivant, mais très faible, du poids de 1,510 gr., long de 39 centim.

Diam. :	O.M	106.	S.O.F	98.
	O.F	93.	Bipariétal	80.
	S.O.B	80.	Bitemporal	61.

Mis dans une couveuse, mort quelques heures après.

Avant sa sortie, M. Pinard pratique le toucher manuel sous le chloroforme. On peut introduire quatre doigts en travers du détroit inférieur, jusqu'aux articulations métacarpo-phalangiennes. Le bi-ischiatique mesure environ 75 millim. Si cette femme revient, il faudra la faire accoucher prématurément à 8 mois.

3e accouchement en 1893, à la Clinique Baudelocque.

D.R. du 18 au 22 mai; entrée à la Clinique le 16 janvier 1893.

Enfant vivant, présentant le sommet non engagé en G.T.

On laisse aller.

Le travail débute spontanément le 28 janvier 1893 à 9 heures du matin. Entre à la salle de travail à 11 heures, la dilatation étant grande comme 1 fr. La dilatation est complète à 1 h. 30 du matin le 29 janvier; rupture artificielle des membranes.

Expulsion spontanée à 1 h. 40 d'une fille de 2,460 gr., vivante. longue de 43 centim.

Diam.:	O.M.	125	S.O.F.	111.
	O.F.	111	Bipariétal	92.
	S.O.B.	91	Bitemporal	82.

Poids à la sortie, le 12e jour, 2,700 gr.; suites de couches apyrétiques.

Obs. 60. — (241 de 1893.)

XIIe grossesse; 39 ans. D. R., 21 mai 1892.

Bassin vicié; promontoire très accessible; non mesuré.

Mais quels antécédents!

1er accouchement en 1876, à terme; application de forceps; enfant mort-né.

2e accouchement en 1877, à terme; application de forceps; enfant mort-né.

3e accouchement en 1880, à terme; application de forceps; enfant mort-né.

4e grossesse : fausse couche de 3 mois 1/2 à 4 mois.

5e accouchement en 1881. Embryotomie.

6e accouchement en 1883; accouchement provoqué à 8 mois 1/2. Présentation du siège; extraction difficile de la tête sous chloroforme. Enfant mort-né. (Clinique de la Faculté.)

7e grossesse : fausse couche de 3 mois (1884).

8e accouchement provoqué à 8 mois 1/2 par M. Pinard. Enfant mort-né (1885).

9e accouchement, fin 1886 (sage-femme), spontané, à terme, sommet, vivant, mort à 3 ans d'une méningite.

10e grossesse : fausse couche de 6 semaines.

11e grossesse : accouchement spontané à terme (sage-femme) ; enfant vivant, actuellement vivant. Présentation du sommet. Durée du travail très courte.

12e accouchement actuel : arrive en travail à la Clinique le 19 février à 6 heures du soir, en travail depuis la veille à 11 h. 1/2 du soir (1).

La tête n'est pas engagée; dos à gauche.

A 8 heures 1/2 du soir il n'y a toujours pas d'engagement; la dilatation est presque complète.

M. Varnier s'apprête à rompre les membranes lorsqu'il sent dans la poche le cordon procident; il en fait aisément la réduction manuelle. La tête étant fixée par Mlle Roze, rupture artificielle des membranes. Liquide vert. La tête se fixe. Les battements du cœur sont bons. Bientôt la tête s'engage.

A 10 h. 35 du soir, expulsion spontanée d'une fille vivante de 2,930 gr., longue de 46 centim.

Diam. :	O.M.	120	S.O.F. 110
	O.F.	114	Bipariétal 85
	S.O.B.	95	Bitemporal 75

Poids à la sortie le 10e jour, 3,070. Suites de couches apyrétiques.

Obs. 61. — (261 de 1893.) Bassin de 91mm.

Secondipare de 29 ans. D. R. du 18 au 24 juin.

Entrée à la Clinique le 26 janvier.

A marché à 18 mois ; à 7 ans sacro-coxalgie gauche; arrêt de la marche pendant 4 ans. Raccourcissement considérable, 10 centim. du membre inférieur droit avec arrêt de développement. Ankylose coxo-fémorale en adduction. Cicatrices au niveau de l'articulation sacro-iliaque.

L'examen manuel sous le chloroforme permet de constater que le côté droit est très aplati ; l'articulation sacro-iliaque gauche n'est pas ankylosée. Promonto-sous-pubien, 106.

(1) Vue à la consultation 10 jours avant; on lui avait conseillé d'attendre le terme.

Grossesse gémellaire ; 2 têtes en bas, pas d'engagement. Bien qu'il semble y avoir disproportion, on laisse aller.

Or, voici ce qui s'est passé lors du 1er *accouchement* provoqué à Baudelocque en 1890 (n° 413).

D. R., 6 septembre 1889 ; entrée à la Clinique le 19 mai 1890.

Enfant vivant, présentant le sommet en G.T. non engagé.

Le 23 mai à 10 heures du matin, M. Pinard provoque l'accouchement en introduisant un ballon Tarnier qui est expulsé à 4 heures du soir.

A 6 heures du soir, introduction du ballon Champetier ; expulsion spontanée à 8 heures du soir.

A 10 h. 1/2 du soir la dilatation est complète ; l'enfant vivant, la tête très élevée.

Après une nouvelle exploration manuelle, M. Pinard, considérant que toute tentative d'extraction par le forceps serait dangereuse, pratique la basiotripsie d'emblée et extrait un fœtus de 2,880 gr. sans substance cérébrale ; un seul broiement.

Suites de couches normales.

Voici comment s'est passé l'*accouchement actuel :*

Début du travail le 23 février 1893, à 11 heures du soir ; à l'entrée à la salle de travail, dilatation comme 1 fr.

La tête du premier se présente en O.I.D.T non engagée.

Le 24 février à 4 h. 20 du matin, rupture artificielle des membranes. La tête s'oriente en droite postérieure, s'engage lentement et à 10 h. 20 du matin expulsion spontanée d'une fille de 2,650 gr., longue de 48 centim., vivante.

Diam.: O.M.	134	Bitemporal 79
O.F.	120	Temporo-pariétal 89
S.O.B.	92	Circonf. S.O.B. 29
S.O.F.	95	S.O.F. 31
Bipariétal	92	

Poids à la sortie le 7e jour, 2,600 gr.

Immédiatement après l'expulsion du premier, rupture artificielle des membranes du second dont la tête très fléchie s'engage également en droite postérieure.

Expulsion à 10 h. 30 d'un garçon vivant de 2,770 gr., long de 45 cent.

Diam. : O.M. 126 Bipariétal 98
O.F. 119 Bitemporal 78
S.O.B. 94 Circonf. S.O.B. 32
S.O.F. 101 S.O.F. 32

Poids à la sortie le 7e jour, 2,740 gr.
Suites de couches normales.

Obs. 62. — (621 de 1893.) Bassin de 77 millim.

IIIpare de 27 ans. D. R. 24 juillet.
Entrée le 17 avril 1893.
Enfant vivant, présentant le sommet, non engagé en O.I.G.T.
Diam. pr.-s.-p. 92, faux promontoire sacré.
On laisse aller.
Voici les antécédents.

1re *grossesse* normale ; accouchement prématuré spontané à 7 mois après hémorrhagie abondante ; enfant vivant, mort à 4 mois, de convulsions.

2e *accouchement* provoqué à la Clinique Baudelocque en 1891 (obs. 882).

D. R. 13 octobre ; entrée à la Clinique le 4 juillet 1891.

Enfant vivant, présentant le sommet, non engagé en O.I.G.T.

Le 6 juillet M. Pinard provoque l'accouchement ; introduction à 10 heures matin du ballon Tarnier qui a été expulsé à 5 h. 45 du soir après avoir provoqué quelques contractions douloureuses. A 6 h. 25 introduction du ballon Champetier (450 gr.). Le travail marche rapidement et à minuit 25 on extrait le ballon tombé dans le vagin. Rupture artificielle des membranes.

Une heure après, la tête ne s'engageant pas, M. Varnier fait une application de forceps au détroit supérieur et extrait à 1 h. 25 une fille de 2,720 gr., bien vivante, longue de 48 centim.

Diam. : O.M. 12 S.O.F. 104
O.F. 11 Bipariétal 85
S.O.B. 9 Bitemporal 80

Poids à la sortie le 9e jour, 2,550 gr. Actuellement vivante ; suites de couches apyrétiques.

Or voici ce qui s'est passé lors du 3e *accouchement*.

Début du travail le 1er mai 1893 à 2 heures du matin, entrée à la salle de travail le 1er mai à midi 1/2. Dilatation comme 2 fr.; tête élevée en G.T. Membranes intactes.

A 3 h. 20 du soir la dilatation est complète ; à 3 h. 40 on rompt artificiellement les membranes. A 3 h. 45 la tête n'est pas engagée ; la suture sagittale est encore assez éloignée de la symphyse.

A 4 h. 15 la tête s'engage fléchie et à 4 h. 25 elle attaque le détroit inférieur.

Expulsion spontanée à 4 h. 28 d'un garçon bien vivant de 3,250 gr., long de 49 centim.

Diam. :	O.M. 129	S.O.F. 106
	O.F. 107	Bipariétal 82
	S.O.B. 96	Bitemporal 81

Poids à la sortie le 7e jour, 3,100 gr. Suites de couches apyrétiques.

Obs. 63. — (929 de 1893.) Bassin de 93 millim.

IIIpare de 38 ans.

Entrée le 28 juin 1893; en travail, n'ayant pas voulu subir l'accouchement provoqué à la Pitié.

D.R. du 19 au 22 septembre.

A son arrivée à 4 h. 10 du soir, pas de début de travail; celui-ci commence à 9 h. 30. Enfant vivant, présentant le sommet non engagé en O.I.G.T. Pr.-s.-p. 108.

A midi 20, le 29, effacement complet du col; dilatation comme 50 cent.

La tête ne s'engage qu'à 11 heures du soir le 29.

Expulsion spontanée à 3 h. 50 du matin, le 29 juin, d'un garçon vivant de 2,900 gr. né en état de mort apparente, mais rapidement ranimé par frictions et bain sinapisé. Tête peu ossifiée; chevauchement marqué.

Diam. :	O.M. 133	S.O.F.	102
	O.F. 112	Bip.	85
	S.O.B. 94	Bit.	70

Poids à la sortie le 10e jour, 2,980. Suites de couches apyrétiques.

Voici ses antécédents, communiqués par M. Maygrier.

Femme S..., née D...

Diamètre promonto-sous-pubien 95. Bassin un peu étroit sur les parties latérales. . . . .

Premier accouchement à la Pitié le 4 juillet 1890.

Primipare, accouchement spontané à 8 mois 1/2 environ ; arrivée en travail, membranes rompues ; sommet en O.I.G.A. fixé au détroit supérieur. Application oblique de forceps.

Fille vivante, état physique bon. Poids, 2,410 gr. Longueur 47 cent.

O.M. 125	Bip. 70
O.F. 105	Bit. 65
S.O.B. 85	

(Cet enfant vit actuellement).

2e *accouchement* à la Pitié le 29 juin 1892.

Accouchement provoqué à 8 mois 1 semaine d'après les règles. Sommet en O.I.D.P. au détroit supérieur.

Ballon excitateur et écarteur de M. Tarnier ; terminaison spontanée.

Garçon vivant. État physique bon. Poids : 2,290 gr.; longueur 46 centim.

Diam. : O.M. 120	Bip. 84
O.F. 105	Bit. 70
S.O.B. 88	

L'enfant, mis dans une couveuse, meurt le 4e jour par un manque de surveillance de la couveuse, constaté trop tard.

Suites de couches normales ; sortie en bon état le 12e jour.

Voici la lettre de M. Maygrier à ce sujet :

« Ce 2 juillet 1893.

« Mon cher maitre,

« Je vous envoie ci-joint une note sur la femme S... qui est accouchée deux fois dans mon service et au sujet de laquelle M. Bouffe de Saint-Blaise, vient de me demander par lettre des renseignements de votre part.

« Cette femme s'est présentée à ma consultation le 20 juin dernier, étant enceinte de 8 mois 1/2 environ. Si elle n'y est pas restée, c'est parce qu'elle s'est refusée à ce qu'on mette son enfant dans une couveuse dans le cas où son état l'exigerait ; je me proposais en effet de provoquer immédiatement l'accouchement.

« La raison de cette résistance est, comme vous pouvez le voir sur la note, que son second enfant est mort par suite d'une faute commise (négligence d'une infirmière qui n'a pas surveillé la couveuse), donc d'une façon tout à fait accidentelle et imprévue.

« Veuillez agréer, etc.

« Maygrier. »

Obs. 64. — (1114 de 1893.) Bassin de 86 millim.

Secondipare de 24 ans. D.R. du 10 au 14 novembre.

Entrée le 23 juillet.

1er accouchement spontané à 8 mois ; enfant vivant de 4 livres, mort à 13 mois de rougeole.

Promonto-sous-pubien 101. Enfant vivant, présente le sommet non engagé en O.I.G.B.

On laisse aller.

Début du travail le 29 juillet à 4 heures du matin ; entrée à la salle de travail à 6 h. 50. La dilatation est complète. On trouve à la vulve une poche d'eaux volumineuse remplie de liquide vert et épais et une anse de cordon qui bat, précède la tête engagée et reposant sur le périnée.

On rompt les membranes ; la femme pousse énergiquement et expulse à 7 h. 05 un garçon de 2,800 gr., en état de mort apparente mais rapidement ranimé par frictions.

Diam. :	O.M. 135	S.O.F. 108
	O.F. 113	Bip. 85
	S.O.B. 101	Bit. 76

Poids à la sortie le 7e jour, 3,050 gr.

Suites apyrétiques.

Obs. 65. — (1510 de 1893.) Bassin de 85 millim.

IVpare de 26 ans. Entrée à la Clinique le 17 octobre 1893.

D.R. 25 décembre 1892.

Enfant vivant, présentant le sommet non engagé en O.I.D.T.

Pr.-s.-p. 100.

Antécédents. — *1er accouchement* le 13 février 1889 à Lariboisière. Enfant vivant encore aujourd'hui et bien portant. Élevé au sein par une nourrice.

D.R. 18 mai 88.

Entrée le 13 février 1889 à 7 heures du soir souffrant depuis 7 h. 1/2 du matin.

Présentation du sommet en O.I.G.A.

Dilatation complète à 9 h. 1/2 du soir; rupture artificielle des membranes.

Expulsion spontanée le 14 à 1 heure du matin d'un garçon vivant de 3,570 gr., long de 50 centim.

Diam. :	O.F. 125	Bipariétal 85
	O.M. 138	Bitemporal 77

Poids à la sortie le 11e jour : 3,830 gr.

2e *accouchement* le 24 novembre 1890 à la Clinique Baudelocque (no 1098).

D.R. le 2 mars 1890 ; entrée à la Clinique le 11 novembre.

Enfant vivant, présentant le sommet non engagé en O.I.D.T.

Le 24 novembre, M. Pinard provoque l'accouchement par l'introduction à 10 h. 25 du matin d'un ballon Tarnier. Les douleurs commencent immédiatement.

A 1 h. 10 après midi on trouve le ballon Tarnier éclaté dans le vagin.

On introduit alors le ballon Champetier.

A 7 heures M. Potocki retire du ballon 40 gr. de liquide; une demi-heure après le ballon est expulsé.

La dilatation est complète ; on rompt les membranes et M. Potocki fait immédiatement une application de forceps au détroit supérieur.

Extraction à 7 h. 3/4 d'une fille de 2,930 gr., longue de 46 centim.

Diam. :	O.M.	126	S.O.F.	102
	O.F.	113	Bipariétal	85
	S.O.B.	98	Bitemporal	77

Cet enfant a de la paralysie faciale.

Le 11e jour, à sa sortie, elle n'a augmenté que de 90 grammes.

Mise en nourrice au biberon le 12e jour, elle meurt le 30e.

3e *accouchement* le 16 mai 1892 à la Clinique Baudelocque (no 686). D.R. du 26 au 30 juillet.

Entrée à la Clinique le 16 mai 1892 à midi.

Enfant vivant, présentant le sommet, non engagé en O.I.D.T.

Début du travail le 16 mai à 10 heures du matin ; entrée à la salle de travail à 11 heures du soir.

Dilatation complète à minuit 40 ; rupture spontanée des membranes à minuit 12.

Expulsion à 1 h. 50 du matin le 17 mai d'un garçon vivant de 3,730 gr., long de 50 centim.

Diam.	O.M.	140	S.O.F.	113
	O.F.	114	Bipariétal	93
	S.O.B.	97	Bitemporal	84

Poids à la sortie le 7e jour 3,820 gr. Mis le jour même en nourrice, au biberon, il meurt d'une entérite le 8 juin.

4e accouchement à la Clinique le 17 octobre 1893. D.R. 25 décembre 1892.

Enfant vivant, présentant le sommet non engagé en O.I.D.T.

A l'entrée, 3 heures du soir, la dilatation est complète ; les membranes sont visibles à la vulve, mais l'engagement de la tête n'est pas effectué en O.I.D.T.

Rupture artificielle des membranes à 3 h. 1/4 ; aussitôt l'engagement s'effectue et 20 minutes après l'enfant est spontanément expulsé.

Garçon bien vivant de 3,330 gr.

Diam. :	O.M.	138	S.O.F.	113
	O.F.	122	Bipariétal	90
	S.O.B.	97	Bitemporal	83

Poids à la sortie le 10e jour, 3,550 gr. La mère promet de le mettre en nourrice au sein.

c) *Multipares à bassins viciés justiciables de l'accouchement provoqué d'après leurs antécédents.*

Obs. 66. — (762 de 1892.) Bassin de 92 millim.

Secondipare.

D.R. du 5 au 7 août.

Entrée à la Clinique le 5 avril 1892.

Enfant vivant, présentant le sommet non engagé en O.I.D.T. ; fœtus mobile ; le 7 avril siège ; version facile, application de la ceinture.

Diam. pr.-s.-p. 107 (M. Pinard).

On laisse aller, bien que lors du premier accouchement qui a eu lieu à terme à Lariboisière en 1888, on ait dû faire une application de forceps au détroit supérieur. L'enfant, du poids de 3,470 gr., n'a pu être ranimé.

Début du travail : 11 heures du soir le 30 mai 1892; 1 heure après, rupture prématurée; entrée à la salle de travail à minuit 5, la dilatation étant grande comme 5 fr.

Dilatation complète à 1 heure du matin le 31 mai.

Expulsion spontanée à 1 h. 10 (après 2 h. 10 de travail) d'un garçon vivant du poids de 3,160 gr., long de 51 centim.

Diam. :	O.M.	130	S.O.F.	97
	O F.	113	Bipariétal	93
	S.O.B.	93	Bitemporal	74

Poids à la sortie le 7e jour, 3,010 gr.

Suites de couches apyrétiques.

Obs. 67. — (774 de 1892.) Bassin de 87 millim.

IXpare de 35 ans.

D.R. du 5 au 8 août.

Entrée à la Clinique le 25 avril 1892.

Enfant vivant, présentant le sommet non engagé en O.I.D.T.

Diam. pr.-s.-p. 102 (M. Pinard).

On laisse aller.

Voici les *antécédents*. — 6 accouchements spontanés à terme, enfants vivants actuellement; 7e accouchement spontané à 7 mois, enfant mort le 13e jour; 8e accouchement le 20 octobre 1890 à terme, sommet; application de forceps; enfant mort le 30e jour; infection, phlébite et abcès du ligament large gauche opéré par M. Routier.

Début du travail le 2 juin à 4 heures du soir, entrée à la salle de travail à 8 h. 1/2, la dilatation commençant. Dilatation complète à 11 h. 25 du soir, les membranes rompues spontanément à 9 heures.

La tête s'engage, mais le liquide étant vert et les battements du cœur irréguliers et ralentis, un élève de garde fait une application de forceps au détroit inférieur.

Extraction à 11 h. 20 du soir (après 7 h. 30 de travail) d'une fille vivante, criant de suite, du poids de 3,600 gr., longue de 50 centim.

Diam. :	O.M.	137	S.O.F.	111
	O.F.	117	Bip.	92
	S.O.B.	100	Bit.	85

Poids à la sortie le 7e jour, 3,600 gr.
Suites de couches apyrétiques.

OBS. 68. — (1281 de 1892.) Bassin de 80 millim.

IIIpare de 29 ans.
D.R. du 25 au 27 novembre.

1er *accouchement* en 1888, spontané, à terme, sommet. Enfant vivant actuellement.

2e *accouchement* en 1890, spontané à terme, sommet. Enfant vivant actuellement.

Rachitique, taille 1m,35, scoliose dorsale légère.

L'absence de renseignements précis sur le poids, le volume des deux premiers enfants, l'absence d'engagement de la tête à la fin de la grossesse, les dimensions du bassin, le volume du fœtus auraient indiqué par prudence de provoquer l'accouchement.

Le travail débute spontanément le 4 septembre 1892 à 3 heures du matin ; la dilatation est complète à 7 h. 20 ; on rompt les membranes et la femme expulse spontanément à 7 h. 40 après 3 h. 40 de travail une fille vivante de 3,800 gr. et de 51 centim, de long.

Diam. :	O.M. 136	S.O.F. 116
	O.F. 111	Bipariétal 100
	S.O.B. 100	Bitemporal 84

Poids à la sortie le 8e jour 4,030 gr.
Suites de couches apyrétiques.

OBS. 69. — (1516 de 1892.) Bassin de 90 millim.

IVpare.
D.R. du 9 au 13 janvier 1892.

1re *grossesse* : accouchement spontané à terme, sommet, enfant vivant.

2e *grossesse* : accouchement spontané à terme, sommet, enfant vivant.

3e *grossesse* : D.R. 4 octobre ; entrée le 25 mai 1891, à 10 h. 1/2 du matin, en travail depuis la veille à 8 heures du soir.

Dilatation complète à 3 h. 1/4 Sommet amorcé en G.T.

A 3 h. 35, les membranes sont rompues artificiellement ; le liquide amniotique qui s'écoule est vert; bruits du cœur désordonnés. M. Bouffe fait une application de forceps au détroit supérieur.

Extraction d'un garçon de 3,230 gr., long de 49 centim., ayant 93 millim. de bipariétal.

Paralysie faciale droite ; ne tette pas ; on l'alimente avec du lait stérilisé. A sa sortie le 10e jour, il pèse 3140 gr. et succombe 3 jours après.

Vue avant son entrée le 23 octobre 1892 à 2 heures du soir, on la laisse aller à terme.

Début du travail le 23 octobre à 5 heures du matin.

A l'entrée on constate que l'enfant vivant se présente par l'extrémité céphalique non engagée ; le dos est à gauche. Tête mobile au détroit supérieur. La dilatation est grande comme une paume de main, poche des eaux volumineuse.

A 5 heures du soir la dilatation est complète, la tête toujours mobile. Le chef de Clinique prévenu, rompt artificiellement les membranes à 5 h. 45 du soir. Application de forceps : tractions très modérées ; pas d'engagement ; les bruits du cœur se modifient brusquement. Il faudrait y mettre de la force.

La tête étant fléchie et les contractions bonnes, les battements du cœur redevenus normaux, on décide d'attendre et de pratiquer la symphyséotomie si l'engagement ne se fait pas spontanément.

Or, à 7 h. 15 la femme expulsait spontanément après 14 heures de travail une fille de 3.220 gr., longue de 48 centim. ; bien vivante.

Diam. :	O.M.	127	S.O.F.	105
	O.F.	113	Bipariétal	100
	S.O.B.	100	Bitemporal	87

A la sortie le 13e jour, l'enfant pèse 3,550 gr. Suites de couches apyrétiques.

Obs. 70. — (664 de 1893). Bassin de 92 millim.

Secondipare de 21 ans D.R. du 30 juillet au 5 août.

Pr.-s -p. 107 ; face antérieure du sacrum convexe. Bassin canaliculé avec un peu d'étroitesse du côté droit (M. Pinard).

1er *accouchement* en février 1892, spontané à terme ; fille morte pendant le travail.

Néanmoins on la laisse aller à terme.

Début du travail le 8 mai 1893, à 7 h. 1/2 du matin ; entrée à la salle de travail le 8 mai à midi 1/2. Enfant vivant, présentant le sommet non engagé en O I.G.T.

La dilatation est complète le 8 mai à 3 h, 50 de l'après-midi ; on a rompu artificiellement la poche un peu avant la dilatation complète, à 3 h. 15, la tête étant encore mobile au détroit supérieur.

A 4 h 10 de l'après-midi, expulsion spontanée d'une fille vivante de 3.600 gr., longue de 51 centim.

Diam. :	O.M.	138	S.O.F. 117
	O.F.	118	Bipariétal 95
	S.O.B.	105	Bitemporal 84

Poids à la sortie le 7e jour 3,560 gr.; suites de couches apyrétiques.

30. — DEUX CAS DANS LESQUELS ON A, DE PARTI PRIS, COMME DANS LES PRÉCÉDENTS, RENONCÉ A L'ACCOUCHEMENT PRÉMATURÉ PROVOQUÉ, SE RÉSERVANT D'INTERVENIR AU BESOIN PAR SYMPHYSÉOTOMIE ET QUI SE SONT TERMINÉS L'UN PAR L'EXPULSION SPONTANÉE D'UN ENFANT EN ÉTAT DE MORT APPARENTE, MORT UNE DEMI-HEURE APRÈS ; L'AUTRE PAR UNE BASIOTRIPSIE, L'ENFANT ÉTANT MORT D'UNE PROCIDENCE DU CORDON MÉCONNUE.

OBS. 71. — (No 128 de 1893.) Bassin de 90 millim.

IIpare de 26 ans. D.R. du 6 au 11 avril.

Entrée à la Clinique le 6 janvier 1893.

Enfant vivant, présentant le sommet non engagé en droite transversale.

Diam. pr.-s.-p. 105 (M. Pinard). Bassin canaliculé.

A l'entrée dans le service, on constate que la tête est dans la fosse iliaque gauche, le siège dans le flanc droit et le dos en avant.

On ramène la tête au détroit supérieur et on applique une ceinture eutocique.

M. Pinard examine cette femme le 7 janvier et décide de la laisser aller à terme.

Or voici ses antécédents :

1er *accouchement* en 1889, à terme, spontané. Enfant en état de mort apparente, mort 24 heures après la naissance (fille). Le travail a duré 18 heures. Poids de l'enfant, 3,020 gr. (Maternité.)

2e *accouchement,* provoqué, en mars 1890 à la Clinique Baudelocque (no 192).

D.R. 10 juin 1889; entrée à la Clinique le 24 mars 1890.

Le palper mensurateur fait constater que la tête déborde.

Le 26 mars à 10 heures du matin, provocation de l'accouchement par M. Pinard à l'aide du ballon Champetier.

Début du travail à 11 heures du matin; expulsion du ballon à 5 heures du soir. On rompt les membranes et on trouve une présentation du siège décompléte, mode des fesses.

A 6 heures extraction simple (sacro-droite) d'une fille vivante de 2,240 gr., longue de 46 centim.

Diam. O.M.	117	S.O.F.	104
O.F.	112	Bipariétal	88
S.O.B.	97	Bitemporal	75

Mise dans la couveuse jusqu'à son départ elle pèse à la sortie le 14e jour 2,110 gr.

Elle a survécu jusqu'à aujourd'hui.

Suites de couches normales.

3e *accouchement.*

Début du travail le 27 janvier 1893 à 9 heures du matin.

Entrée à la salle de travail à midi, la dilatation étant comme 5 fr. Tête non engagée en D.T.

La dilatation est complète à 3 h. 45 du soir.

A 4 h. 15, M. Bouffe pratique la rupture artificielle des membranes; il s'écoule un liquide vert et épais. Mais comme les battements du cœur paraissent bons, on ne croit pas devoir prévenir M. Pinard.

La tête s'engage et descend lentement, car le faux promontoire met obstacle à la descente du pariétal postérieur. Les battements du cœur se maintiennent bons, mais, à l'expulsion qui se fait spontanément à 5 h. 45 (soit 2 heures après la dilatation complète), l'enfant est en état de mort apparente. On perçoit les battements du cœur. On retire des voies respiratoires du liquide amniotique purée. Malgré les frictions, les bains sinapisés, l'insufflation, l'enfant ne respire pas, et les battements du cœur cessent à 6 h. 15.

Fille de 3,300 gr., longue de 50 centim.

Diam. : O.M.	138	S.O.F.	92
O.F.	122	Bipariétal	91
S.O.B.	90	Bitemporal	80

Suites de couches normales.

OBS. 72. — (627 de 1893.) Bassin de 83 millim.

IVpare de 32 ans, entrée le 7 mars 1893. D.R. vers le 8 juin. A marché à 3 ans.

A l'arrivée fœtus mobile, non accommodé; tête dans l'hypochondre droit, siège dans le flanc gauche.

Diamètre promonto-sous-pubien, 98; faux promontoire, 93.

Le 17 mars, Mlle Roze ramène la tête au détroit supérieur et la fixe à l'aide d'une ceinture.

16 avril on enlève la ceinture; tête toujours mobile.

Le 30, présentation du siège; nouvelle version par manœuvres externes et réapplication de la ceinture.

Dès longtemps on a décidé de laisser la grossesse aller à terme.

Voici les antécédents. — 1re *grossesse*; avortement en 1890.

2e *accouchement* provoqué à la Clinique Baudelocque en 1891, (no 580).

D.R. 20 août 1890 (?); entrée à la Clinique en mai 1891.

Enfant vivant, présentant la tête non engagée, ayant tendance à glisser dans la fosse iliaque gauche.

A 11 heures du matin, le 7 mai 1891, introduction d'un ballon Tarnier qui éclate à 3 heures du soir; à 3 heures, 2e ballon qui éclate également; à 5 heures, 3e ballon. Aucune douleur pendant la nuit.

Le 8 mai à 11 heures du matin, introduction du ballon Champetier. A 6 h. 10, la dilatation est presque complète, on extrait le ballon. La dilatation est complète à 6 h. 45.

A 9 heures du soir, après avoir pratiqué le toucher manuel, M. Pinard renonce à tenter d'appliquer le forceps tant le rétrécissement lui parait prononcé et pratique d'emblée la basiotripsie sur l'enfant vivant, présentant le sommet en D.T; 2 broiements furent nécessaires pour extraire une fille de 2,370 gr. sans substance cérébrale.

Suites de couches apyrétiques.

3e *grossesse* : avortement de 3 mois le 17 octobre 1891.

4e *accouchement*.

Le 2 mai 1893, à 11 h 1/2 du soir, cette femme est amenée du dortoir à la salle de travail; elle a des douleurs depuis 6 heures du soir et la dilatation est déjà grande comme 50 centimes. La tête est très élevée, en droite transversale, les membranes intactes. Les bruits du cœur sont irréguliers, tantôt très lents, tantôt accélérés. La tension des membranes est permanente ; on ne sent pas le cordon dans la poche (toucher digital).

A minuit, Mlle Roze examine cette femme pour la première fois. Elle trouve les bruits du cœur accélérés et le segment inférieur distendu par du liquide ; elle prévient M. Lepage.

A minuit 1/2, M. Lepage trouve une dilatation grande comme 1 fr. ; la tête est très élevée au-dessus du détroit supérieur. Poche des eaux distendant le segment inférieur et appuyant sur l'orifice. Utérus constamment tendu qui ne permet que difficilement l'auscultation. M. Lepage entend cependant les bruits du cœur à droite et près de l'ombilic ; il hésite à rompre les membranes en raison de la tension presque constante de l'utérus.

A 3 h. 1/4 du matin, M. Lepage examine à nouveau. Il n'entend pas les bruits du cœur ; la dilatation a beaucoup progressé et atteint maintenant les dimensions d'une pièce de 5 fr. Les bords de l'orifice sont très souples et se laissent facilement dilater. M. Lepage cherche avec soin si, dans la poche, ne se trouve pas de cordon : « Je ne trouve rien, dit-il, ce n'est qu'en pratiquant le toucher manuel et en rompant les membranes que je sens, au niveau du détroit supérieur, en arrière et à gauche, une portion de cordon transversalement placée et pincée entre la tête et le bassin. Il est sans battements. J'essaie de le rétropulser, mais il descend davantage et en anse dans le vagin.

« M. Pinard consulté conseille de faire la basiotripsie.

« *1re application du basiotribe.*— Tête élevée, fléchie, inclinée sur le pariétal postérieur. Je fais la perforation au niveau de la fontanelle postérieure et procède au broiement. Le petit broiement se fait avec la main. L'articulation du basiotribe se fait très haut dans le vagin. Après quelques tractions, l'instrument glisse ; je désarticule.

« *2e application.* — Je laisse en place le perforateur. Tournant le perforateur je fais un nouveau broiement. Après quelques tractions l'instrument dérape complètement. Les portions d'os des pariétaux sont détachées et ont été entraînées par l'instrument dans le vagin ; je les retire avec les doigts.

« *3e application.* — Craignant de n'avoir pas suffisamment broyé la base du crâne, j'introduis les doigts dans la cavité crânienne et je constate que la tête est très inclinée en arrière. La base du crâne regarde presque en avant, et je saisis la tête par les oreilles pour faire le broiement. Des tractions n'entraînent point la tête.

« 4e *application.* — Une 4e application n'est pas plus heureuse. Je préviens M. Pinard qui pense que le broiement n'est pas suffisant et me conseille de le compléter.

« 5e *application.* — En raison de la situation élevée de la tête, je prends le basiotribe nouveau modèle et je commence par la branche droite. Le broiement s'opère, mais la tête ne s'engage pas.

« 6e *application.* — Je mets le perforateur à peu près au centre de la base du crâne et j'introduis d'abord la branche gauche. Le broiement s'opère et je finis par engager la tête.

« Difficultés très grandes pour l'extraction des épaules ; ayant abaissé l'épaule gauche qui se trouve à gauche, il nous est impossible à Mlle Roze et à moi de casser le bras pour l'abaisser. De guerre lasse je sectionne l'épaule, je la désarticule avec les ciseaux en ayant bien soin de protéger les parties maternelles avec mes doigts.

« Une fois le bras coupé, les tractions exercées sur le cou du fœtus permettent d'abaisser assez facilement l'autre épaule. »

Il est 6 h. 35 du matin.

L'enfant est un garçon de 58 centim. de long et qui pèse 4,980 gr. (avec le basiotribe).

Suites de couches apyrétiques.

Sortie en bon état le 29 mai.

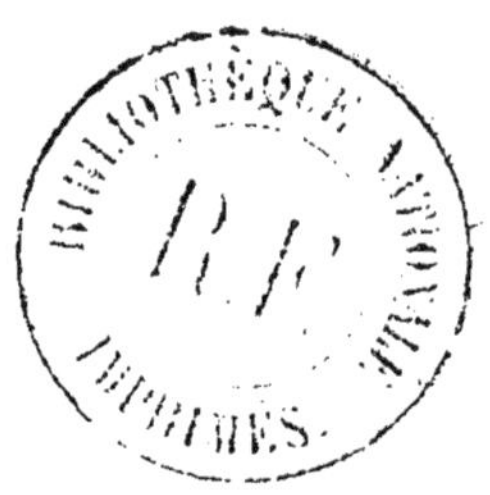

TABLE DES MATIÈRES

PREMIÈRE PARTIE

DEUXIÈME PARTIE

IMPRIMERIE LEMALE ET Cie, HAVRE

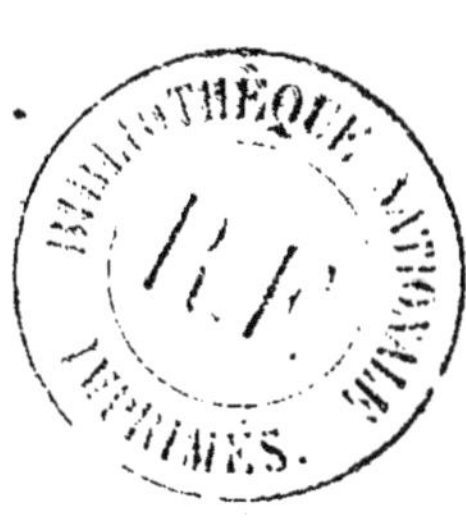

www.ingramcontent.com/pod-product-compliance
Ingram Content Group UK Ltd.
Pitfield, Milton Keynes, MK11 3LW, UK
UKHW020236220726
13923UKWH00002B/684

9 782019 254506